पेट रोग

व्यावहारिक बातें

पेट रोग

व्यावहारिक बातें

डॉ. बी. के. अग्रवाल
डॉ. प्रदीप कुमार अग्रवाल

राजकमल प्रकाशन

ISBN : 978-81-267-1944-0

मूल्य : ₹150

पहला संस्करण : अगस्त, 2010
ग्यारहवाँ संस्करण : जून, 2024

प्रकाशक : राजकमल प्रकाशन प्रा. लि.
1-बी, नेताजी सुभाष मार्ग, दरियागंज
नई दिल्ली-110 002

शाखाएँ : अशोक राजपथ, साइंस कॉलेज के सामने, पटना-800 006
पहली मंजिल, दरबारी बिल्डिंग, महात्मा गांधी मार्ग, प्रयागराज-211 001
1, अनमोल सोराबजी संतुक लेन, धोबी तलाव, मरीन लाइंस, मुम्बई-400 002

वेबसाइट : www.rajkamalprakashan.com
ई-मेल : info@rajkamalprakashan.com

मुद्रक : बी.के. ऑफसेट
नवीन शाहदरा, दिल्ली-110 032

PET ROG : Vyavharik Baatein
by Dr. B.K. Agrawal, Dr. Pradip Kumar Agrawal

उन सभी रोगियों को,
जिनके प्रश्नों का उत्तर देने एवं
शंकाओं के समाधान के क्रम में
इस पुस्तक का जन्म हुआ...

वैधानिक चेतावनी : यह पुस्तक पेट रोगों से बचाव एवं उनकी समझ बढ़ाने के लिए है। यह चिकित्सीय परामर्श एवं सेवा का विकल्प नहीं है। कृपया सही समय पर डॉक्टरी सलाह अवश्य लें।

आभार

हिन्दी साहित्य में मेरी रुचि मेरी प्रारम्भिक शिक्षा-स्थल नेतरहाट विद्यालय से शुरू हुई, जहाँ शिक्षकों, जिन्हें हम श्रीमानूजी कहते थे, का उद्देश्य पाठ्यक्रम की सामग्री पढ़ाने के साथ-साथ एक समग्र ज्ञान दान का प्रयास होता था।

मेरे हिन्दी साहित्य का पाठक से लेखक बनने की प्रक्रिया में वरिष्ठ लेखक डॉ. राकेश कुमार सिंह एवं नवोदित लेखिका श्रीमती भावना शेखर (मेरे घनिष्ठ मित्र श्री चन्द्रशेखर सिंह की पत्नी) के उत्साहवर्द्धन का पूरा योगदान रहा है। इस पुस्तक के वरिष्ठ सहलेखक डॉ. बृज किशोर अग्रवाल पिछले पच्चीस वर्षों से बिहार की जनता को सेवा दे रहे हैं। इनके अनुभवों, विचारों एवं समझ को हिन्दी में शब्दबद्ध करने के इस प्रयास में मेरे कार्यालय सहयोगियों श्री देवेन्द्र प्रसाद साह, श्री धर्मेन्द्र विश्वकर्मा, श्री शैलेन्द्र कुमार एवं श्री ओंकारनाथ सिंह ने अमूल्य योगदान दिया। डॉ. अनन्त कुमार सिंह ने अपने विचारों एवं सुझाव से पुस्तक को समृद्ध किया है।

एक समारोह में वार्तालाप के क्रम में श्री अशोक महेश्वरी की टिप्पणी, ‘डॉक्टर साहब, आप चिकित्सा विषयों पर क्यों नहीं लिखते?’ मेरे लिए प्रेरणा-सूत्र बन गया। राजकमल प्रकाशन के द्वारा पेशेवर साहित्यकारों के अलावा, जीवन के अन्य क्षेत्रों

में कार्य कर रहे व्यक्तियों के विचारों को पुस्तक रूप देने की दीर्घ परम्परा रही है। इस परम्परा की एक और कड़ी को मूर्त रूप देने के लिए राजकमल प्रकाशन परिवार को शत-शत धन्यवाद।

—डॉ. प्रदीप कुमार अग्रवाल

प्रोफेसर (डॉ.) बद्रीनाथ टंडन
MD, FNA, FAMS
राष्ट्रपति द्वारा पद्म भूषण से सम्मानित
पूर्व डीन एवं विभागाध्यक्ष, अखिल भारतीय
आयुर्विज्ञान संस्थान, दिल्ली
पूर्व चेयरमैन, बोर्ड ऑफ़ डायरेक्टर्स, इंदिरा गांधी
आयुर्विज्ञान संस्थान, पटना

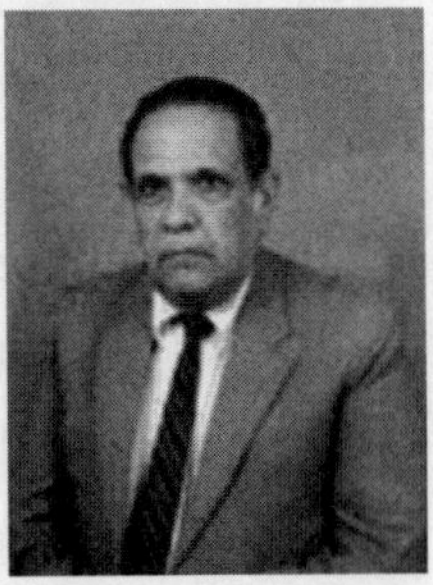

उपयोगी सरल पुस्तक

यह पुस्तक सरल भाषा में आम हिन्दी भाषी जनता के लिए साधारण परन्तु महत्त्वपूर्ण 'पेट रोग' के विषय में जानकारी देती है। मनुष्य आमतौर से बाहर की चीजों की तरफ आकर्षित होकर उनके विषय में तो जानना चाहता है, परन्तु स्वयं अपने विषय में अज्ञान रहता है। अपने शरीर सम्बन्धित छोटी व रोज अनुभव होनेवाली बातों को भी नहीं जानता है और इससे अपने लिए समस्याएँ खड़ी कर लेता है।

डॉ. बी.के. अग्रवाल व डॉ. प्रदीप कुमार अग्रवाल ने इस पुस्तक के माध्यम से नित्य अनुभव होनेवाले पेट रोग सम्बन्धी लक्षणों के विषय में आम आदमी को जो बतलाया है उससे काफी लाभ हो सकता है। ज्ञान आने से अज्ञान मिट जाता है। क्योंकि अज्ञान का कोई अपना अस्तित्व नहीं है। जनता को अपने शरीर के स्वास्थ्य व रोग सम्बन्धी रोज अनुभववाली बातों का ज्ञान होना उत्तम स्वास्थ्य के लिए उतना ही आवश्यक है जितना भौतिक विकास के लिए बाह्य जगत का ज्ञान प्राप्त करते हैं।

हमारे देश का आम आदमी अपने शरीर सम्बन्धी बातों से अनजान रहता है। इस अँधेरे को ऐसी पुस्तकों के ज्ञान के प्रकाश से दूर करना अच्छी बात है। धन दान अच्छा है– उससे अधिक बड़ा अन्न दान है। पर ज्ञान दान सबसे ऊँचा है। ज्ञान दान में शरीर से आत्मज्ञान अधिक महत्त्वपूर्ण है। डॉ. अग्रवाल का यह ज्ञान दान सराहनीय है।

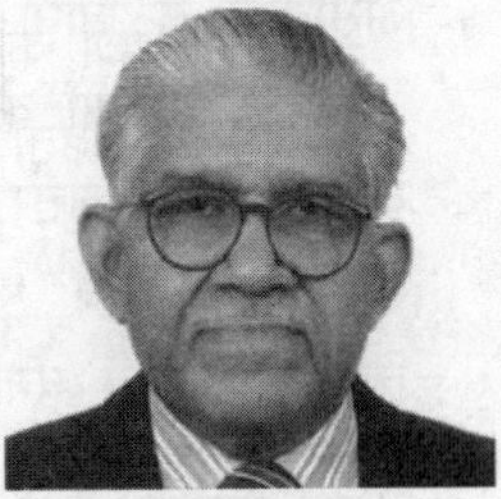

डॉ. श्याम नारायण आर्य
एमडी.एफआरसीपी. (एडिनबर्ग एवं ग्लासगो) आदि
परामर्शी चिकित्सक
डॉ. बी.सी. राय राष्ट्रीय पुरस्कार एवं
राष्ट्रपति द्वारा पद्मश्री पुरस्कार से सम्मानित।

अत्यन्त उपयोगी पुस्तक

डॉ. बृज किशोर अग्रवाल एवं डॉ. प्रदीप कुमार अग्रवाल के द्वारा पेट रोग पर लिखी पुस्तक मैंने आद्योपांत पढ़ी। डॉ. बृज किशोर अग्रवाल देश के सुप्रसिद्ध पेट रोग विशेषज्ञों में एक हैं। इस पुस्तक के सह लेखक डॉ. प्रदीप कुमार अग्रवाल एक फिजिशियन के साथ-साथ लब्धप्रतिष्ठ रेडियोलॉजिस्ट हैं।

पेट रोग से पीड़ितों के मस्तिष्क में जो भी शंकाएँ, संशय एवं भ्रान्तियाँ रहती हैं, उनके उत्तर सरल भाषा में इस पुस्तक में दिए गए हैं। पेट-दर्द, खून की उल्टी, कब्जियत, पतले दस्त, जॉन्डिस और हेपेटाइटिस इत्यादि के विषय में जनसाधारण हेतु उत्तम जानकारी इस पुस्तक में दी गई है। पेट-रोगों से बचने के उपायों एवं स्वास्थ्यपरक भोजन के विषय पर भी प्रकाश डाला गया है।

सबसे महत्त्वपूर्ण संदेश जो इस पुस्तक के माध्यम से दिया गया है, वह यह है कि विशेषज्ञ चिकित्सक को घर पर बुलाकर गम्भीर मरीज दिखाना मात्र एक 'स्टेट्स सिंबल' है जो रोगी के लिए लाभकारी नहीं है। यह बात पेट की तकलीफों के साथ-साथ अन्य अंगों की बीमारियों पर भी, विशेषकर हृदय एवं श्वास रोगों पर लागू होती है। ऐसे मरीजों को सीधे

अस्पताल ले जाना चाहिए।

पेट के रोगों के विषय में मरीजों द्वारा बार-बार पूछे जाने वाले प्रश्नों के उत्तर भी इस पुस्तक में निहित हैं। पुस्तक अपने अभिव्यक्त ध्येय 'आपको नीम हकीम-खतरे जान, झोलाछाप चिकित्सक नहीं बनाना है, बल्कि व्यावहारिक बातें बतानी हैं', पर खरी उतरती है।

पुस्तक पठनीय एवं जनसाधारण के लिए अत्यन्त उपयोगी है।

यों तो भारत में गैर चिकित्सकों के द्वारा स्वास्थ्य पर अनेक पुस्तकें लिखी गई हैं, पर एक विशेषज्ञ के द्वारा प्रामाणिक तथ्यों पर आधारित पेट रोगों के व्यावहारिक पहलुओं पर चर्चा करनेवाली पुस्तक की कमी महसूस की जा रही थी। इस कमी की पूर्ति करने के इस सराहनीय प्रयास की जितनी प्रशंसा की जाए, कम ही होगी।

स्वामी सुखबोधानंद
आध्यात्मिक गुरु,
फाउन्डर चेयरमैन, प्रसन्ना ट्रस्ट
51, ग्राउंड फ्लोर, 16 क्रास
मलेश्वरम, बंगलोर-560055
Email : prasannatrust@vsnl.com
www.swamisukhbodhanand.org.

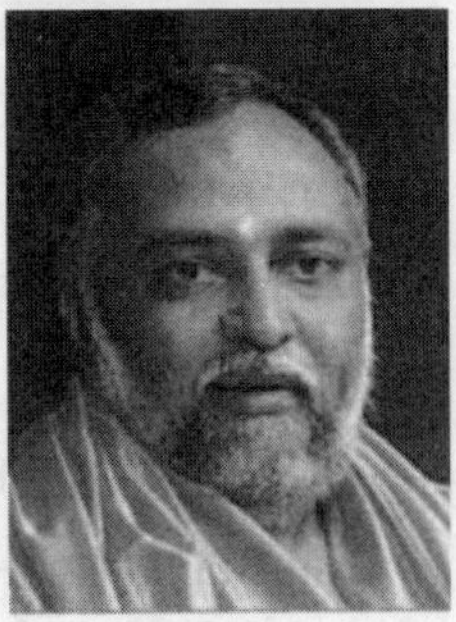

मैने 'पेट-रोग, व्यवहारिक बातें', पुस्तक पढ़ी। मुझे आशा है कि यह पुस्तक आम जनता तक पहुँचेगी एवं सभी पाठकों के जीवन पर उत्तम प्रभाव डालेगी। मुझे विश्वास है कि चिकित्सा विज्ञान की आपकी गहरी समझ जन-जन को स्वस्थ रखने में मददगार सिद्ध होगी।

चिकित्सा क्षेत्र में तकनीकी विकास से लाभ तो हुए, पर इनके कुछ अवांछित प्रभाव, साइड इफेक्ट्स भी होते हैं। लेखक जैसे अनुभवी व्यक्तियों से अपेक्षित है कि वे स्वस्थ रहने के एवं रोगमुक्त होने के नूतन, वैकल्पिक मार्ग ढूढ़ें। बुद्धिमत्ता अपने परिवेश से सीखने एवं अपनी समझ को बढ़ाने में है, जिसके लिए हमें सतत् प्रयासरत रहना चाहिए।

हमें सदैव याद रखना चाहिए कि मनःस्थिति का रोगों के नियंत्रण पर बहुत प्रभाव होता है। हम जानते हैं कि पचहत्तर प्रतिशत (75%) साँप विषैले नहीं होते हैं, परन्तु सर्पदंश के बाद कई लोगों की मृत्यु साँप के जहर से नहीं, बल्कि भय से हो जाती है। मनोदशा व्यक्ति के व्यक्तित्व को भी सँवारने में योगदान करती है।

इसी मनोदशा से सम्बन्धित नई विधा पनप रही है, जिसे कहते हैं–'ऊर्जा चिकित्सा'। जब कोई व्यक्ति इर्ष्यालु या क्रोधित होता है..., वातावरण में 'नकारात्मक ऊर्जा' का प्रवाह होने लगता है, जो स्वास्थ्य के लिए हानिकारक है। दूसरी तरफ जब व्यक्ति प्रेम,

दयालुता, वात्सल्य के भाव रखता है तो एक दूसरी प्रकार की 'सकारात्मक ऊर्जा' प्रवाहित होती है, जो निरोग रहने एवं रोगों को दूर करने में मदद करती है।

चिकित्सा की ये वैकल्पिक समझ एवं रूप स्वास्थ्य सेवा में महत्त्वपूर्ण स्थान पा रहे हैं, क्योंकि उनकी जड़ें हमारी प्रेम तथा सौहार्दपूर्ण सह-अस्तित्व की भावना में हैं। सद्‌भावना से की गई चिकित्सा का प्रभाव ज्यादा व्यापक होता है।

मेरी इच्छा है कि यह पुस्तक रोग निदान एवं इलाज के रहस्यों को सुलझाए एवं यह रोगों के उपचार को विवेकपूर्ण बनाए।

मैं लेखकों के सद्‌प्रयासों की सराहना एवं उनके उद्देश्यों में सफलता की कामना करता हूँ।

शुभाशीष

स्वामी सुखबोधानंद

प्रस्तावना

पेट की तकलीफ से कोई भी व्यक्ति अछूता नहीं है। हर व्यक्ति, कभी न कभी दस्त, कै, कब्ज, पीलिया या पेट दर्द का शिकार हुआ रहता है। अनुमान लगाया जाता है कि दुनिया की आबादी का लगभग चौथाई हिस्सा हर समय कृमि रोग, एस्केरियासिस (Ascariasis) का शिकार रहता है।

पेट की बीमारियों के इलाज में काफी खर्च होता है और विद्यालयों, कार्यालयों में कार्य दिवसों की हानि होती है। हृदय रोग एवं कैंसर जैसी बीमारियाँ तो जनता का ध्यान खींचती है, पर पेट रोग से होनेवाली सामाजिक एवं आर्थिक हानि को प्रायः जनता एवं शासक नजरअन्दाज कर देते हैं।

विज्ञान एवं औषधि शास्त्र के क्षेत्र में निरन्तर शोधों के कारण प्रतिदिन कुछ न कुछ नई जानकारियाँ मिल रही हैं, जिससे विभिन्न रोगों के कारण की धारणाओं तथा उनके निदान एवं चिकित्सा करने के ढंग में बदलाव आ रहा है। पर्यावरण, जैविक विविधता एवं जीवन शैली में परिवर्तन के कारण जनसमूह में होनेवाले रोगों का स्वरूप भी बदल रहा है। एक तरफ जहाँ विश्व को चेचक, पोलियो एवं कॉलरा (Cholera) जैसी जानलेवा बीमारियों से छुटकारा मिल रहा है तो दूसरी तरफ हेपेटाइटिस 'बी', एड्स (AIDS), मोटापा, मधुमेह, उच्च

रक्तचाप की भयावहता बढ़ रही है। मनुष्य की जीने की औसत उम्र (Average Life Expectancy) बढ़ने के कारण कैंसर जैसे रोग बढ़ रहे हैं।

शरीर के अन्य रोगों की भाँति पेट के रोगों के निदान (Diagnosis) एवं इलाज (Treatment) के ढंग में भी आमूल-चूल बदलाव आया है। एक साधारण व्यक्ति को पेट के रोगों के बारे में कम से कम इतनी जानकारी होनी चाहिए कि वह सही ढंग से अपने रोग को समझ सके तथा सही समय पर उचित इलाज करा सके।

इस पुस्तक के माध्यम से पेट के रोगों के आधुनिक विचारों पर एक विहंगम दृष्टि डालने का प्रयास किया गया है। पेट रोगों की वर्तमान अवधारणा तथा उनके आधुनिक इलाज की समझ एवं जानकारी ही आम जनता को भटकने से बचा सकती है। इस पुस्तक का उद्देश्य आम जनता को सरल एवं व्यावहारिक बातें बताना है जिससे वे रोजमर्रा की जिन्दगी में पेट रोगों से बच सकें एवं स्वस्थ जीवन जी सकें।

अनुक्रम

पेट-रोग

व्यावहारिक बातें

अध्याय-1

पेट-दर्द

(Pain Abdomen)

आज श्री हंसराज के इंजीनियर पुत्र की शादी का उत्सव मनाया गया। बैंड-बाजा, बारात, खाना-पीना, शादी की रस्मों के बाद जब रात दो बजे सभी लोग घर लौटे, उनके पेट में अचानक दर्द होने लगा। कुछ दिनों से उनके पेट में हल्का-फुल्का दर्द हो रहा था, पर आज दर्द बर्दाश्त के बाहर था। परेशानी का बड़ा कारण यह भी था, रात को दो बजे, कोई डॉक्टर कैसे मिलेगा? महत्त्वपूर्ण बात यह पता लगानी है कि इनका पेट-दर्द किसी गम्भीर रोग का लक्षण है या उस दिन हुई बदपरहेजी के कारण?

पेट दर्द, पेट की बीमारियों का एक प्रमुख लक्षण है। इसके अनेकानेक कारण है। साधारण बातें जैसे पेट में कृमि, अति-भोजन, मानसिक तनाव से लेकर गम्भीर स्थितियाँ जैसे पित्त-थैली में पथरी, अपेन्डिसाइटिस, पैंक्रियाटाइटिस जैसी बीमारियाँ पेट दर्द के रूप में सामने आ सकती हैं। सही निदान के आधार पर ही सही इलाज सम्भव है। रोगी के मित्रों के लिए ही नहीं, चिकित्सक के लिए भी पेट दर्द की गंभीरता का सही अनुमान लगाना एवं इसके कारण का पता लगाना प्रायः चुनौती भरा काम होता है।

इस बात का पता लगाने के लिए कि क्या पेट दर्द किसी गम्भीर कारण से है, तथा चिकित्सकीय सलाह अतिशीघ्र लेनी चाहिए, रोगी के साथी और अभिभावक को निम्न बातों पर ध्यान देना चाहिए :

(1) दर्द की तीव्रता : तेज दर्द के कारण पीड़ित व्यक्ति छटपटा रहा हो या पेट पकड़ कर बैठ जा रहा हो।

(2) रोगी को हूल आ रहा हो (Nausea), कै हो रही हो या गैस के कारण पेट फूल रहा हो।

(3) पेट पर हाथ रखने से कड़ापन महसूस हो रहा हो और पेट छूने से मरीज कराह रहा हो।

(4) बुखार—शरीर गर्म हो और मुँह का तापमान 38^0C (100^0F) से ज्यादा हो।

(5) रोगी कमजोरी, थकान, चक्कर महसूस कर रहा हो तथा पसीना छूट रहा हो।

पेट दर्द के साथ इन लक्षणों के होने पर चिकित्सकीय भाषा में 'एक्यूट एब्डोमेन' कहते हैं। ऐसे रोगी को तत्काल चिकित्सकीय सेवा देनी चाहिए और उसे अस्पताल ले जाना चाहिए। आधुनिक चिकित्सा पद्धति में रोगों का निदान एवं इलाज एक टीम के द्वारा तथा अनेक उपकरणों के सहयोग से किया जाता है, अतः प्रायः घर पर बुलाया गया डॉक्टर बहुत कुछ कर पाने की स्थिति में नहीं रहता है।

पेट में तेज दर्द गॉल ब्लैडर, अपेन्डिक्स, किडनी, आँत, आमाशय आदि पेट के अंगों की बीमारी में हो सकता है। पेट दर्द फेफड़े में न्यूमोनिया एवं प्लूरिसी तथा दिल की बीमारी जैसे हृदयाघात (Heart Attack) का भी लक्षण हो सकता है जिसका निर्णय विशेषज्ञ चिकित्सक ही ले सकते हैं।

अगर पेट दर्द के साथ उपरोक्त वर्णित 'गंभीरता के लक्षण' नहीं हों तो घरेलू उपचार आदि देकर रात काटी जा सकती है एवं सुबह में चिकित्सक से सम्पर्क किया जा सकता है। अगर दर्द स्वतः 1-2 घंटे में ठीक नहीं होता है तो तत्काल चिकित्सक के संपर्क में आना चाहिए।

गौर करने योग्य बात है कि आधुनिक चिकित्सा पद्धति में डॉक्टर के लिए प्रायः रोगी के घर पर बहुत कुछ कर पाना संभव नही है। दूसरी तरफ, यदि व्यक्ति को कोई गम्भीर बीमारी नहीं है तो विशेषज्ञ डॉक्टर को घर पर बुलाना एक प्रकार से 'स्टेटस सिंबल' के अलावा कुछ भी नहीं है। हाँ, अगर आपका कोई पारिवारिक चिकित्सक (Family Physician) हो तो वह इलाज हेतु सही निर्णय लेने में मदद कर सकता है। घर आकर (होम विजिट) सही इलाज देना प्रायः सम्भव नहीं होता है। बेहतर होता है कि रोगी को ही अस्पताल ले जाए जहाँ डॉक्टर, नर्स, चिकित्सा उपकरण, दवाएँ एवं सपोर्ट सिस्टम उपलब्ध हैं। अगर व्यक्ति के पेट का दर्द या रोग गम्भीर है तो डॉक्टर

घर पर उसे उचित उपचार नहीं दे पाएगा। दूसरी तरफ अगर दर्द किसी साधारण वजह से है तो डाक्टर को बुलाने का कोई औचित्य नहीं है।

पेट में दर्द होने के अनेकानेक कारण हैं जिनका पता लगाना एक जटिल प्रक्रिया होती है। पेट में दर्द शुरू होने के स्थान, उसके फैलने की दिशा, दर्द की तीव्रता, अवधि, बार-बार दर्द होने के अन्तराल तथा 'अन्य लक्षण' (उल्टी, बुखार, दस्त, आदि) के विश्लेषण से दर्द के कारण का पता लगाया जाता है।

पेट के अन्दर तीन प्रमुख अंग समूह (तंत्र) अवस्थित है। पाचन तंत्र (आमाशय, लिवर, गॉल ब्लैडर, आँत आदि), उत्सर्जन तंत्र (किडनी, यूरेटर, यूरिनरी ब्लैडर) तथा स्त्रियों में प्रजनन तंत्र (यूटेरस, ओवरी आदि)। अतः पेट दर्द करानेवाली बीमारियाँ प्रायः इन्हीं अंगों से सम्बन्धित होती हैं।

पेट दर्द के प्रमुख गम्भीर कारण निम्नलिखित हैं :

1. पित्त की थैली में पथरी (Gall Stone) : लिवर के द्वारा बनाया गया पित्त (Bile), पित्ताशय में जमा होता है। भोजन करते समय पित्त की थैली सिकुड़कर पित्त को आँत में उड़ेल देती है जहाँ वह वसा (Fat) के पाचन में सहयोग करती है। पित्त द्रव्य के मिश्रण में बदलाव के कारण पथरी बनती है।

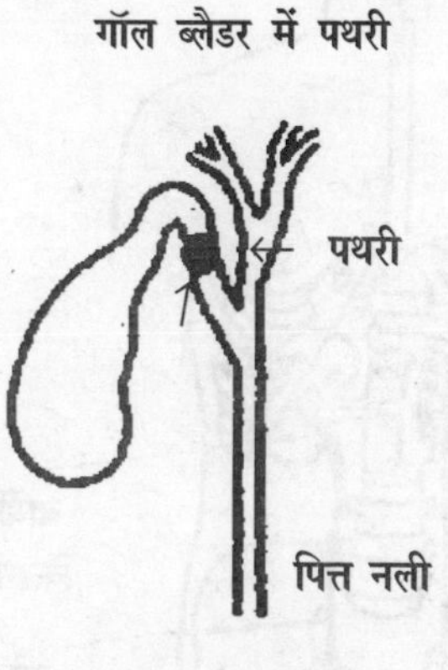

चित्र सं. 1–पित्ताशय
(Gall Bladder)

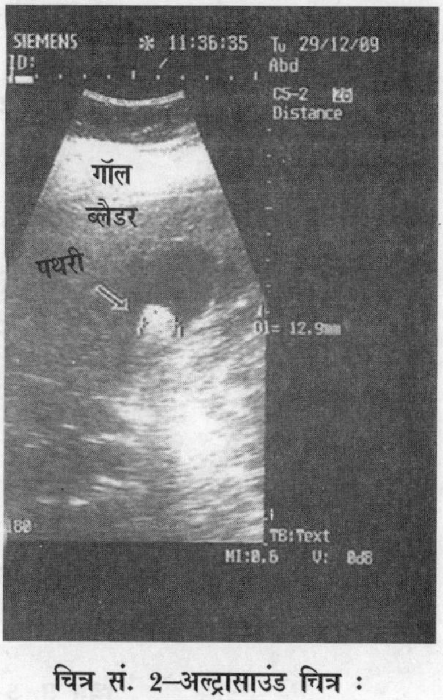

चित्र सं. 2–अल्ट्रासाउंड चित्र :
पित्ताशय की पथरी

हमारी जनसंख्या में हर 200 में एक व्यक्ति को अपने जीवनकाल में पित्त की पथरी बनने की सम्भावना होती है।

पित्त की पथरी के कारण गैस, अपच, पेट में हल्का दर्द होता है। जब पित्त की पथरी पित्ताशय के निकास द्वार पर फँस जाती है, तो तेज दर्द, उल्टी एवं बुखार हो सकता है, जो इसमें सूजन (Acute Cholecystitis) के लक्षण हैं। पित्ताशय की पथरी का इलाज प्रायः आपरेशन के द्वारा किया जाता है।

पित्ताशय की पथरी के आपरेशन में पूरा पित्ताशय ही बाहर निकाल दिया जाता है। अब यह आपरेशन मशीनों के सहयोग से पेट पर मात्र तीन या चार छेद बना कर किया जाता है जिसे 'की-होल सर्जरी' (Key-Hole Surgery, Laparoscopic Cholecystectomy) कहते हैं। इस आपरेशन की सुविधा प्रायः लगभग सभी बड़े एवं मध्यम शहरों में उपलब्ध हैं।

2. मूत्र तंत्र की पथरी : मूत्र तंत्र, अर्थात किडनी, यूरेटर, ब्लैडर का कार्य शरीर में चयापचय (Metabolism) के दौरान बने रसायनों को बाहर फेंकना है। इस प्रक्रिया में मूत्र में कैल्शियम, आक्जेलेट, यूरिक एसिड आदि पदार्थ उत्सर्जित

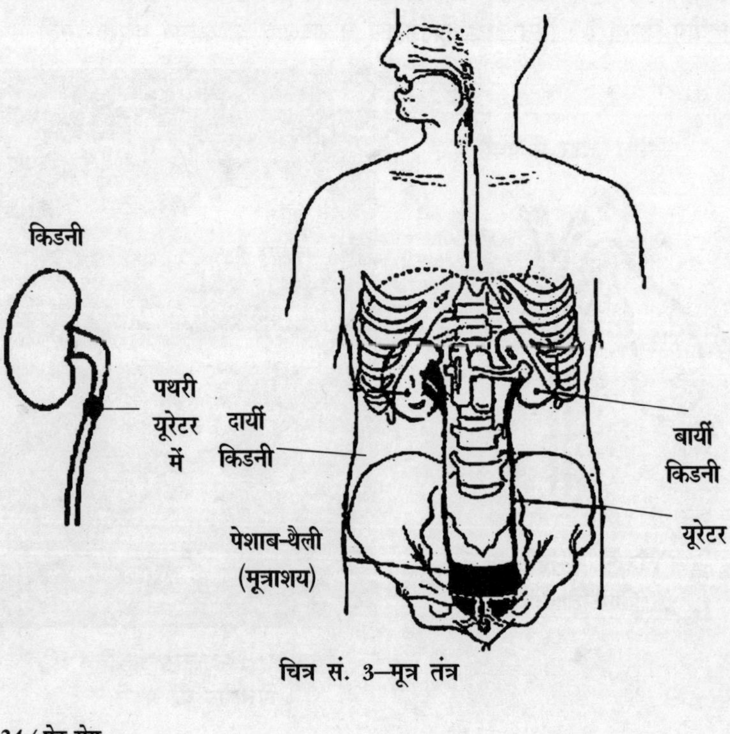

चित्र सं. 3—मूत्र तंत्र

होते हैं जिनके कण ठोस बनकर मूत्र-तंत्र में पथरी बनाते हैं। गर्मी के दिनों में जब शरीर का जल पसीने से बाहर निकल जाता है, तब मूत्र गाढ़ा हो जाता है, तथा पथरी ज्यादा बनती है। जब पथरी गुर्दे से निकल कर यूरेटर में जाती है तब प्रभावित व्यक्ति तीव्र पेट दर्द महसूस करता है, तथा पेशाब में खून आने के कारण इसका रंग लाल भी हो सकता है।

3. अपेन्डिक्स में सूजन (Appendicitis) : अपेन्डिक्स बड़ी आँत से निकली एक पतली नली समान आँत का टुकड़ा है। गाय-भैंस, खरगोश जैसे प्राणियों में जो कच्चे पत्ते खाते हैं, इसकी लम्बाई-चौड़ाई ज्यादा होती है एवं पत्तों का पाचन कार्य इसी अंग में होता है। मनुष्य में इसकी उपयोगिता समाप्त हो जाने के कारण यह छोटा हो गया है तथा अब यह एक अवशिष्ट अंग (Vestigeal Organ) है।

अपेन्डिक्स में संक्रमण (Infection) होने पर पेट के निचले दाहिनी भाग में दर्द, साथ में उल्टी और बुखार होता है, जो अपेन्डिसाइटिस के लक्षण हैं। इस रोग का प्रारंभिक उपचार प्रायः एंटीबायटिक्स से किया जाता है, तत्पश्चात सर्जरी की जाती है।

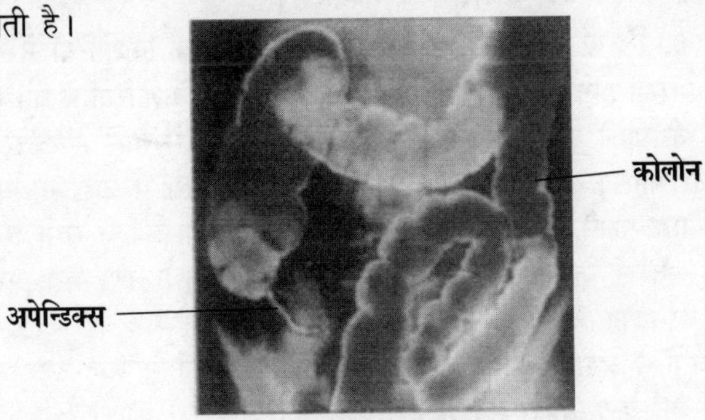

चित्र सं. 4–अपेन्डिक्स

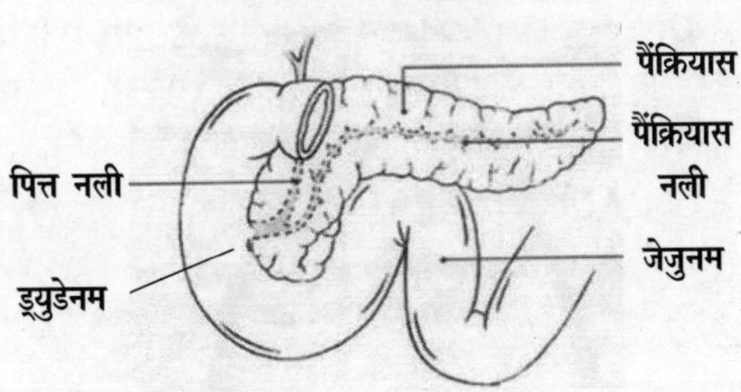

चित्र सं. 5–पैंक्रियास

4. पैंक्रियास में सूजन (Pancreatitis) : पैंक्रियास आमाशय के पीछे अवस्थित एक ग्रंथि है, जो प्रोटीन पचाने के रस तथा इन्सुलिन पैदा करती है। पैंक्रियास में सूजन होने के दो प्रमुख कारण है–शराब का सेवन एवं पित्ताशय की पथरी। इनके अलावा पेट में केंचुआ (Ascaris), पेट पर चोट (मुक्का या लाठी की मार, सड़क दुर्घटना में स्टीयरिंग व्हील से चोट, बच्चों में साइकिल की हैंडल से चोट आदि) भी पैंक्रियाटाइटिस करा सकते हैं।

पैंक्रियाटाइटिस की चिकित्सा ध्यानपूर्वक होनी चाहिए क्योंकि कभी-कभी यह जानलेवा सिद्ध होती है।

5. पेप्टिक अल्सर (आमाशय एवं ड्यूडेनम-पक्वाशय में घाव) : अम्ल की अधिकता से आमाशय की झिल्ली में टूट-फूट हो कर घाव बन सकता है। घाव से रक्त का रिसाव होने पर काला-मल या खून की उल्टी भी हो सकती है।

इनके अलावा हृदयाघात (Heart Attack) एवं फेफड़ों में सूजन (बेसल न्यूमोनिया) भी पेट दर्द के लक्षण दे सकते हैं।

6. स्त्रियों एवं किशोरियों में पेट दर्द : अनेक किशोरियों में मासिक रक्तस्राव प्रारम्भ होने के समय पेड़ू में दर्द होता है। कुछ किशोरियों में यह मासिक शुरू होने के पहले दो-तीन दिनों में होता है और कुछ में मासिक रक्तस्राव के दौरान। दो मासिक के बीच के दिनों में (Mid-Cycle) में अंडाशय से अंडा (ओवम) बाहर आने के दौरान भी पेट में दर्द हो सकता है। ये सभी स्थितियाँ स्त्रियों के अंदरूनी जननांगों के क्रमिक परिवर्तन का भाग है तथा प्रायः स्वतः या साधारण दर्दनाशक दवाओं के प्रयोग से ठीक हो जाती हैं।

स्त्रियों में अंडाशय (Ovary) में सूजन, अंडनली (फेलोपियन ट्यूब) में गर्भ आदि पेट दर्द करा सकते हैं।

पेट दर्द का सही कारण पता करके ही सही उपचार दिगा जा सकता है। पेट दर्द का कारण पता लगाने के लिए चिकित्सक के द्वारा रोगी की गहन जाँच के साथ मल, मूत्र, रक्त की प्रयोगशाला में जाँच, एक्सरे, अल्ट्रासाउंड, सी.टी. स्कैन आदि विशेष जाँच करना आवश्यक हो सकता है।

अध्याय-2

वमन एवं मितली
(Vomiting and Nausea)

आमाशय में जमा भोजन एवं द्रव्य को मुँह के द्वारा तेजी से फेंक देने की प्रक्रिया को वमन या उल्टी होना कहते हैं। उल्टी होने के पूर्व व्यक्ति को मितली (या मिचली) आ सकती है। जब पेट की मांसपेशियाँ सिकुड़ती हैं, और महसूस होता है कि उल्टी होगी, पर भोजन मुँह के द्वारा बाहर नहीं आ पाता है।

उल्टी, आमाशय में अरुचिकर एवं अपाच्य भोजन के कारण हो सकती है। बुखार, माइग्रेन, मिर्गी एवं मस्तिष्क की बीमारियों में रोगी उल्टी कर सकता है। गर्भावस्था में विशेष कर पहले तीन महीनों में हारमोन के प्रभाव से कई औरतें उल्टी करने लगती हैं। दर्दनाशक दवाएँ, आमाशय की झिल्ली में सूजन-गैस्ट्राइटिस (Gastritis) के कारण भी उल्टी कर सकती हैं। आँत में सूजन, आँत में कृमि और रुकावट भी कै करा सकती है। अति-भोजन, मसालेदार खाना एवं शराब से भी उल्टी हो सकती है। प्रायः उल्टी शरीर का हानिकारक पदार्थों से छुटकारा पाने का प्रयास होता है। कभी-कभी आमाशय के आगे या आँत में रुकावट पैदा होने पर भी रोगी को उल्टी होने लगती है। उल्टी के कारण शरीर में लवण एवं जल की कमी हो जाती है जिससे व्यक्ति कमजोरी एवं थकान महसूस करने लगता है।

खून की उल्टी

उल्टी में ताजे खून या कॉफी के रंग के बासी खून की उपस्थिति खतरे की घंटी होती है। ताजा खून जो लाल रंग का होता है, आमाशय में कुछ देर पड़ा रह कर कत्थई या कॉफी के रंग का हो जाता है।

पेट में घाव (Peptic Ulcer) एवं लम्बे अर्से की (Chronic) लीवर की बीमारी में रोगी को खून की उल्टी हो सकती है। दर्दनाशक दवाओं के अत्यधिक प्रयोग से भी पेट में अल्सर हो सकता है जिनसे रक्तस्राव होकर खून की उल्टी हो सकती है।

कभी कभार नाक से गिरते खून के अंश को, या बलगम में मिले रक्त को रोगी निगल जाता है जो खून की उल्टी के रूप में बाहर आ जाता है। इन स्थितियों की जानकारी सही उपचार के लिए आवश्यक है, क्योंकि यहाँ रोग नाक में या फेफड़ों में है।

ज्यादा जोर-जोर से उल्टी करने अथवा जब उल्टी हो रही हो उस समय उसे रोकने का प्रयास करने से कभी-कभी भोजन नली एवं आमाशय के जोड़ (Gastroesophageal Junction) पर दरारें (Tear) आ सकती है और रक्तस्राव भी हो सकता है। कुछ लोग सुबह दाँत साफ करते समय मुँह में अँगुली डालकर उल्टी करते हैं जो अप्राकृतिक एवं हानिकारक है। आमाशय में पड़ा अम्ल, उल्टी से आकर, भोजन नली, कंठ एवं दाँत आदि कई अंगों को हानि पहुँचा सकता है।

प्राथमिक उपचार

घर में प्राथमिक उपचार के रूप में उल्टी के द्वारा निकले द्रव्य की भरपाई करने का प्रयास करना चाहिए। सादा-पानी, ग्लूकोज, नींबू-पानी, चीनी का शरबत, इलेक्ट्रॉल एवं ओ.आर.एस. घोल पी कर शरीर से निकले द्रव्य की भरपाई की जा सकती है। ऐसी स्थिति में दूध, सूप, फिज्जी(Aerated) ड्रिंक्स आदि देना उचित नहीं है। बर्फ चूसने से उल्टी और मितली कम हो सकती है। उपरोक्त द्रव्यों की मात्रा थोड़ी-थोड़ी, सिप करते हुए लेनी चाहिए। तेजी से गटगटाकर पीने से पुनः उल्टी होने की सम्भावना बढ़ जाती है।

अगर उल्टी के साथ एसीडिटी भी हो रही हो तो एन्टासिड (Antacid) पिलाया जा सकता है।

प्रायः आमाशय के खाली हो जाने के पश्चात् उल्टी स्वतः रुक जाती है।

वमन की तकलीफ होने के पश्चात् कुछ दिनों तक खान-पान सादा रखना चाहिए। पहले पतली खिचड़ी, मूँग-दाल और ताजी दही देनी चाहिए, फिर धीरे-धीरे दूध, दाल, सब्जी की मात्रा बढ़ाई जा सकती है। वसा युक्त भोजन (पूड़ी, पराठा, मिठाई, मसालेदार सब्जी) उल्टी पर पूरी तरह नियंत्रण के बाद ही लेनी चाहिए।

कभी-कभी उल्टी बुजुर्गों में घातक बीमारियों जैसे हृदयाघात (Heart Attack) आदि का संकेत हो सकता है। उल्टी के साथ छाती में दर्द, पसीना, चक्कर, कमजोरी, घबराहट हो रही हो तो शीघ्रातिशीघ्र मरीज को अस्पताल ले जाना चाहिए।

अगर व्यक्ति को माथा दर्द के साथ, उल्टी हो रही हो, विशेष कर प्रातः काल के समय तो यह उच्च रक्तचाप या माइग्रेन का लक्षण हो सकता है। कभी-कभी बुजुर्गों में लकवा (Paralysis, Brain-Attack), पक्षाघात के प्रारम्भ में भी माथा-दर्द के साथ उल्टी होती है। ऐसी स्थिति में चिकित्सक घर पर आकर भी बहुत कुछ करने में सक्षम नहीं रहता है, अतः रोगी को शीघ्र नजदीकी क्लिनिक या हॉस्पिटल में ले जाना चाहिए।

अध्याय-3

कब्जियत

(Constipation)

पाचन क्रिया

मुँह के द्वारा ग्रहण किया गया भोजन हमारे आमाशय-पक्वाशय में पचाया जाता है। तत्पश्चात् छोटी आँत में पोषक तत्व एवं बड़ी आँत में पानी सोख लिया जाता है। बचा हुआ, अनपचा अवशिष्ट पदार्थ गुदा मार्ग से मल के रूप में, शौच के समय शरीर से बाहर निकल जाता है।

आँत-अंतड़ियों की गति पर निर्भर करते हुए विभिन्न व्यक्तियों में शौच की बारम्बरता (Frequency) अलग-अलग होती है। वैज्ञानिक अध्ययनों से निष्कर्ष निकला है कि प्रतिदिन तीन बार से लेकर सप्ताह में तीन बार तक शौच जाना विभिन्न व्यक्तियों के लिए सामान्य बात हो सकती है। कोई भी व्यक्ति कितनी बार शौच जाएगा यह उसके खान-पान पर निर्भर करता है। अगर भोजन में फाइबर की मात्रा ज्यादा होगी तो मल की मात्रा और मल-त्याग की बारम्बारता भी ज्यादा होगी। इसके विपरीत अगर कोई केवल रिफाइन्ड फूड (बिस्किट, जूस आदि) ले रहा हो तो मल की मात्रा कम हो जाती है। हमारे समाज में विशेष कर ग्रामीण बन्धुओं में भ्रांति है कि सुबह-शाम दो बार शौच का खुल कर नहीं होना एक असामान्य बात एवं रोग का लक्षण है।

कब्जियत एक आम समस्या है और भारत की जनसंख्या में लगभग दस प्रतिशत व्यक्ति इससे पीड़ित रहते हैं। परन्तु कब्ज का अर्थ, हर व्यक्ति अलग-अलग निकालता है। कुछ लोग पाँच-छह बार भी शौच में बैठ कर सोचते

रहते है कि मलत्याग पूरा नहीं हुआ। सही मायने में कब्ज निम्न स्थितियों को कहते हैं :

1. जब शौच की बारम्बारता सप्ताह में तीन बार से कम हो।
2. शौच करने में 8-10 मिनट से ज्यादा समय लग रहा हो।
3. मल निकालने में जोर लगाने, कूंथने की जरूरत पड़े।
4. मल सूखा और कड़ा हो जाए।

ऐसे व्यक्ति जो लम्बे समय तक कुर्सी या गद्दी पर बैठकर मानसिक कार्य करते हैं एवं शारीरिक श्रम नहीं करते हैं तथा बुजुर्गों एवं गर्भवती स्त्रियों को मल त्याग करने में कठिनाई होती है। उम्र बढ़ने के साथ शरीर की अन्य मांसपेशियों की भाँति आँत की मांसपेशियाँ भी शिथिल पड़ती हैं और उनमें गतिशीलता (पेरिस्टालसिस) की कमी होने से व्यक्ति कब्जियत का शिकार हो जाता है।

बचपन से ही शिशुओं को समय पर शौच करने की आदत डालने से शरीर की अन्दरुनी व्यवस्था प्रतिदिन सही समय पर मल-त्याग के लिए तैयार रहने लगती है, और कब्ज से बचाव होता है। प्रतिदिन एक निश्चित समय पर शौच जाने का प्रयास करना चाहिए एवं शौच की इच्छा होने पर इसे रोकने का प्रयास नहीं करना चाहिए।

कब्ज के प्रभाव से पेट में गैस बनने लगती है। पेट फूलता है। पेट में आवाज होती है, और भूख घट जाती है। ऐसे व्यक्ति चिड़चिड़े और सुस्त होने लगते हैं और सिरदर्द की शिकायत करने लगते हैं। प्रायः ऐसे मरीज कहते हैं कि गैस सिर में चढ़ गया।

पेट के या गुदा मार्ग के ऑपरेशन के बाद भी व्यक्ति को शौचत्याग में परेशानी हो सकती है। कभी-कभी विशेष कर बुजुर्गों में आँत में सूखा एवं कड़ा मल जमा हो जाता है तथा आँत में सूजन के कारण पानीदार पतला शौच होने लगता है। इस स्थिति, 'स्पूरियस डायरिया' (Spurious Diarrhoea) में दस्त रोकने की दवाएँ हानिकारक सिद्ध हो सकती हैं, क्योंकि मूल समस्या कब्ज एवं कड़ा मल है। ऐसे में कड़े मल (Faecolith) को निकाल कर के ही दस्त को रोका जाना संभव होता है।

अतः कब्जियत जीवन शैली के निम्न तीन कारणों से हो सकती है :

1. शारीरिक गतिविधि का अभाव (Lack of Physical Activity)

2. पानी का कम सेवन (Inadequate Water Intake)

3. खाने में रेशे की कमी (Inadequate Fiber Intake)

कुछ व्यक्तियों में कब्जियत किसी बीमारी विशेष का लक्षण हो सकता है, जिनमें प्रमुख रोग हैं :

1. थॉयरायड हॉरमोन की कमी (Hypothyroidism)

2. बड़ी आँत (कोलोन) की बीमारी

3. मधुमेह (डायबिटीज)

इनके अलावा पार्किन्सन्स डिजीज (Parkinson's Disease), आँत की टी. बी. तथा गुदामार्ग के रोग जैसे फिसर (Fissure), पाइल्स (Piles) आदि में कब्जियत हो सकती है।

मानसिक रोग की दवाएँ, कफ सिरफ, एन्टासिड (एल्युमिनियम हाइड्रोक्साइड युक्त) और ओपियम ग्रुप की दर्दनाशक दवाएँ भी कब्ज कराती हैं।

अगर कब्ज के साथ बुखार, वजन में गिरावट, उल्टी, मल में रक्त आदि होने की शिकायत हो तो स्वयं इलाज न करके चिकित्सक से संपर्क करना चाहिए, क्योंकि ऐसे में किसी गम्भीर रोग होने की सम्भावना बनी रहती है। कब्ज दूर करने के लिए ऐसी दवाएँ दी जाती हैं जो मल को ढीला (सॉफ्ट) करती हैं या आँत की गतिशीलता बढ़ाती हैं। इन दवाओं के लम्बे अरसे तक प्रयोग करने से व्यक्ति के दवाओं का आदी (Dependant) होने की सम्भावना बनी रहती है तथा बाद में दवाएँ प्रभावहीन भी हो जाती हैं।

कब्जियत से बचाव

हरी पत्तेदार सब्जियों, फलों, चोकर सहित आटा, चूड़ा, मूढ़ी, चना, मक्का आदि में सेलुलोज फाइबर होता है, जो मल को मात्रा (Bulk) प्रदान करती है। ये आँत को गतिशील (Stimulate) करके शौच कराती हैं। इनके प्रयोग के साथ जल की प्रचुर मात्रा का सेवन एवं प्रातः काल बीस-तीस मिनट टहलने से कब्ज से मुक्ति पायी जा सकती है।

कब्जियत से बचाव के उपाय

क्या करें :

- नियमित रूप से हल्के शारीरिक व्यायाम अवश्य करें।
- पानी पर्याप्त मात्रा में पिएँ। (कम से कम 3-4 लीटर प्रतिदिन)
- खाना समय पर खाएँ।
- सुबह में भरपूर नाश्ता जरूर लें।
- प्रतिदिन निश्चित समय पर ही शौच जाने की आदत डालें।
- भोजन धीरे-धीरे, अच्छी तरह चबाकर करें।
- खाने में पर्याप्त मात्रा में हरी सब्जियाँ एवं यथासंभव फल लें।

क्या न करें :

- खाना समय पर न लेने अथवा भूखे रहने की आदतों को त्याग दें।
- पाखाना लगने पर तुरंत शौच जाएँ, रोकने की कोशिश न करें।
- बगैर डॉक्टरी सलाह के कोई दवा न लें, ये आपकी समस्याएँ बढ़ा सकती हैं।
- तली हुई एवं चर्बीदार चीजों से परहेज करें।
- टोस्ट, कड़क चाय, केला, उबला हुआ अंडा आदि ज्यादा न खाएँ।

अध्याय-4

दस्त (अतिसार)
(Diarrhoea)

दस्त (Diarrhoea) या उल्टी के साथ दस्त (गैस्ट्रोएन्टेराइटिस) प्रायः आँत में कीटाणुओं के संक्रमण के कारण होता है। खाने-पीने की वस्तुओं के द्वारा हमारी आँत में बैक्टीरिया, वायरस या प्रोटोजोआ (अमीबा) प्रवेश कर जाते हैं जो आँत की अन्दरूनी झिल्ली (म्यूकोसा) में सूजन करा देते हैं। सूजन के कारण झिल्ली ज्यादा द्रव्य उत्सर्जित करती है और दस्त होने लगते हैं।

सही मायने में दस्त, शरीर के द्वारा विषैले कीटाणुओं से छुटकारा पाने का प्रयास है। आँत की झिल्ली अपना स्राव बढ़ाकर कीटाणुओं और विषैले पदार्थ बाहर करती है। प्रायः दस्त की बीमारी एक-दो दिन में स्वतः ठीक हो जाती है। अतः दस्त को रोकने का प्रयास ज्यादा तर्कसंगत नहीं है। हाँ, इस अवधि में शरीर में लवण एवं जल की कमी को पूरा करना आवश्यक है। परन्तु कभी-कभी ऐसी स्थिति आ जाती है, जब आवश्यक कार्य, ड्यूटी आदि होने से दस्त को रोकना भी जरूरी हो जाता है।

आँत के संक्रमण (Infection) के अलावा लैक्टोज इन्टोलरेन्स एवं दवाओं के दुष्प्रभाव से भी डायरिया हो सकता है। कुछ एन्टीबायोटिक्स (जैसे एम्पीसीलिन ग्रुप), एवं एन्टासिड (Antacids) (मैग्नेशियम साल्ट युक्त) भी डायरिया करा सकती है।

दस्त से बचाव

पानी : पीने एवं भोजन बनाने के लिए सदैव शुद्ध जल का प्रयोग करें। पानी को शुद्ध करने के लिए फिल्टर, एक्वा-गार्ड, आर.ओ. सिस्टम (R.O. System) एवं पानी उबालने की सलाह दी जाती है। पर सबसे महत्त्वपूर्ण बात है, जल के

स्रोत का शुद्ध होना। डीप-ट्यूबवेल से निकाला गया पानी प्रायः शुद्ध एवं पीने योग्य होता है। अशुद्ध जल को उपरोक्त उपायों से शुद्ध करने का प्रयास भी एक सीमा तक ही सफल होगा। स्रोत के साथ जल का भंडारण भी उचित होना चाहिए। इमारतों की छत पर बनी पानी-टंकी की सफाई प्रतिमाह करके उसमें क्लोरिन मिलाने से कीटाणुओं की मात्रा कम हो सकती है।

बर्तन : रसोई घर एवं बर्तनों की सफाई पर पूरा ध्यान देना चाहिए। पोछा लगाने का कपड़ा तथा बर्तन साफ करने का जूना भी समय-समय पर बदलते रहना चाहिए। भोजन करने के बाद थाली में बचा खाना, छिलके, बीज आदि कूड़ादान में डाल देने चाहिए क्योंकि जूठे खाने पर भी प्रोटोजोआ, अमीबा और वायरस पलते रहते हैं।

आलमीरा से सजावटी क्रॉकरी निकाल कर डाइनिंग टेबल पर रखने के पूर्व सादे पानी से एक बार अच्छी तरह धो लेना चाहिए। खाना बनाने के पूर्व हाथ

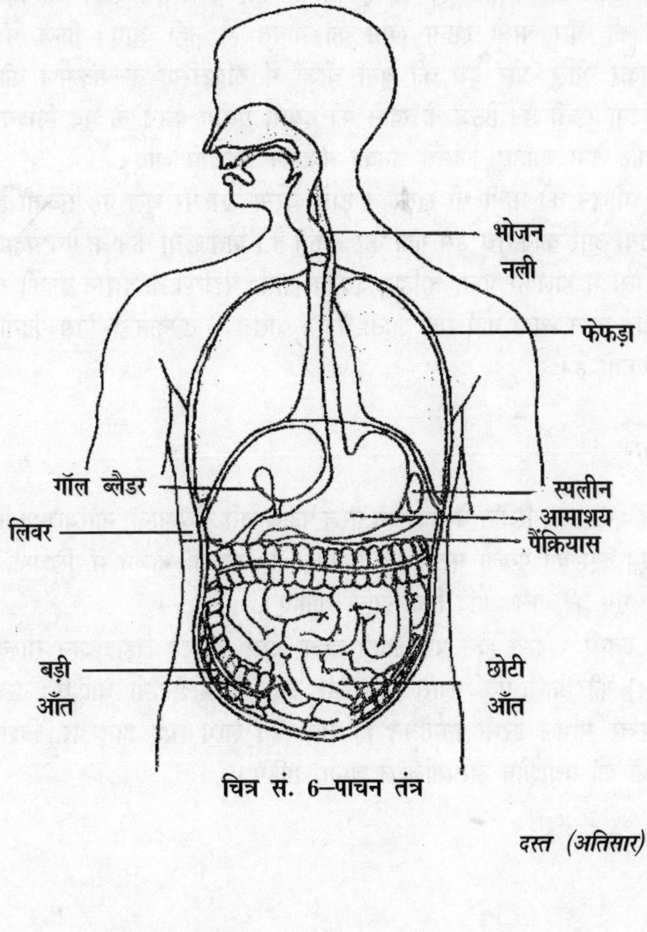

चित्र सं. 6—पाचन तंत्र

भली-भाँति धो लेने चाहिए। अगर हाथ में फोड़े-फुंसी हों तो या तो उनकी अच्छी तरह बैन्डेज होनी चाहिए या भोजन बनाने के लिए किसी अन्य व्यक्ति का सहयोग लेना चाहिए।

भोजन : फल एवं सलाद स्वास्थ्य के लिए उत्तम हैं परंतु रोटी-दाल-चावल की भाँति वे सिंके या उबले नहीं होते हैं। इनकी सतह पर एवं छिद्रों में कीटाणु बसते हैं। अतः फल-सलाद के सेवन के पूर्व इन्हें भली-भाँति धो लेना चाहिए।

आजकल फलों एवं सब्जियों के भंडारण करते समय कई बार उन पर कीटाणुनाशक दवाएँ छिड़की (स्प्रे) जाती है, जो मानव शरीर के लिए हानिकारक होती है। स्वच्छ जल से रगड़-रगड़ कर धोने से ही ये हानिकारक रसायन दूर हो पाते हैं।

गृहिणियों को नाश्ता, दोपहर एवं रात के भोजन हेतु उस वक्त की आवश्यकता के अनुसार ही खाना बनाना चाहिए, जिससे खाने को फ्रिज में रखने की और बासी खाना खाने की नौबत ही नहीं आए। फ्रिज में रखे, विशेषकर आलू और दूध की बनी चीजों में बैक्टिरिया के संक्रमण की पूरी सम्भावना रहती है। फ्रिज के खाने को दुबारा प्रयोग करने के पूर्व निश्चित ही गर्म कर लेना चाहिए, जिससे उनका संक्रमण नष्ट हो जाए।

भोजन को कभी भी खुला न छोड़ें, वरना उन पर धूल पड़ सकती है एवं मक्खियाँ और कॉकरोच उसे गंदा कर सकते हैं। बोतल या कैन के पेय पदार्थ को भी ग्लास में डालकर पीना चाहिए, क्योंकि प्रायः भंडारण के दौरान इनकी सफाई पर कोई खास ध्यान नहीं रखा जाता है एवं बोतल के ढक्कन के पास गंदगी पड़ी रह सकती है।

उपचार

भोजन : दस्त की स्थिति में सर्वप्रथम तरल पदार्थ जैसे नींबू-पानी, नारियल-पानी देना चाहिए। दही का पतला मट्ठा भी दे सकते हैं। क्रमशः भोजन में, खिचड़ी, दही, चोखा, मूंग की दाल आदि दिया जाना चाहिए।

दवाएँ : दस्त होने पर जीवन रक्षक घोल (ओरल रिहाइड्रेशन सोल्यूशन, पृ. 34) की आधी-एक ग्लास मात्रा हर दस्त के बाद देनी चाहिए। दस्त के अधिकतर मामले इससे नियंत्रित हो जाते हैं। लाभ नहीं होने पर, विशेषकर शिशुओं को यथाशीघ्र अस्पताल ले जाना चाहिए।

जीवन रक्षक घोल
(ओ.आर.एस., ओरल रिहाइड्रेशन सोल्यूशन)
(Oral Rehydration Solution)

विश्व स्वास्थ्य संगठन (World Health Organisation) ने वर्षों तक शोध के बाद एक ऐसे घोल का फार्मूला तैयार किया है, जो दस्त में शरीर से क्षति हो रही जल एवं इलेक्ट्रोलाइट (Electrolyte) की पूरी भरपाई करता है। शरीर से जिस मात्रा में जल, ग्लूकोज, सोडियम, पोटाशियम, साइट्रेट, क्लोराइड, जिंक आदि दस्त में बाहर आ जाते हैं, ओ.आर.एस. घोल उसी अनुपात में उनकी क्षतिपूर्ति कर देता है और जीवनदायक सिद्ध होता है, जिस कारण इसे जीवन-रक्षक घोल की संज्ञा दी गई है।

विश्व स्वास्थ्य संगठन, यूनिसेफ एवं भारत के शिशु रोग विशेषज्ञों की संस्था ने एक ऐसे ओ.आर.एस. घोल का एक परिवर्धित (Improved) फार्मूला दिया है, जिसे भारत के हर उम्र के पीड़ित को दिया जा सकता है। दस्त के सभी गम्भीर मामलों में यह घोल अत्यन्त प्रभावशाली सिद्ध हुआ है।

एक ध्यान देने योग्य बात यह भी है कि ओ.आर.एस. तैयार करने में पुड़िया पर लिखे निर्देशों का सही ढंग से पालन करना चाहिए और उसे बताई गई पानी की सही मात्रा में घोलना चाहिए। घोल की सांद्रता (Concentration) में बदलाव लाने से, रोगी को हानि भी हो सकती है।

अगर रोगी को दस्त के साथ उल्टी भी हो रही हो तो, उसे नस के द्वारा द्रव्य (इन्ट्रावेन्स फ्लूइड) देने की जरूरत पड़ सकती है और तत्काल चिकित्सक की सेवा लेनी चाहिए।

दस्त की स्थिति में दवाएँ सदैव चिकित्सक के परामर्श से लेनी चाहिए। ऐसी दवाएँ जो आँत की गतिशीलता को घटाकर, दस्त को तेजी से रोक देती हैं, कभी-कभी हानिकारक भी सिद्ध हो सकती हैं। याद रखने योग्य बात है कि अधिकतर मामलों में दस्त शरीर का हानिकारक विषैले पदार्थों एवं कीटाणुओं से छुटकारा पाने का प्रयास है।

जीवन रक्षक घोल के प्रयोग से विश्व में दस्त से प्रभावित हजारों बच्चों की जान बचाई जा रही है।

दवा दुकानों में इस घोल को बनाने का पाउडर उपलब्ध है। यह 'ओ.टी.सी. प्रोडक्ट' (ओवर द काउंटर उत्पाद) की श्रेणी में आता है, अतः इन्हें खरीदने

के लिए डॉक्टर के नुस्खे (प्रेस्क्रिप्शन) की जरूरत नहीं पड़ती है। इसकी दो-चार पुड़िया घर के इमर्जेंसी दवा बॉक्स में अवश्य रखनी चाहिए।

घरेलू जीवन रक्षक घोल

जीवन रक्षक घोल की समान गुणवत्ता का पेय घर पर बनाना संभव एवं सरल है। लगभग 200 मि.ली. या एक ग्लास उबाल कर ठंडे किए गए पानी में एक चम्मच चीनी, एक बड़ी चुटकी खाने का नमक, एक छोटी चुटकी खाने का सोडा डाल कर तथा आधी नींबू निचोड़ कर अच्छी तरह मिला लें। इस पेय द्रव्य का एक-दो कप हर दस्त के बाद पिला कर निर्ज्जलीकरण से बचाया जा सकता है।

ट्रेवेलर डायरिया (यात्रिक दस्त)

विकसित राष्ट्रों (अमेरिका, यूरोप, कनाडा, आस्ट्रेलिया आदि) से विकासशील राष्ट्रों (एशिया, अफ्रीका) में आनेवाले यात्री प्रायः दस्त के शिकार हो जाते हैं। इस दस्त को देल्ही बेली (Delhi Belly), हांगकांग डॉग (HongKong Dog) या काठमांडू क्विक स्टेप (Kathmandu Quick Step) का विशेषण दिया गया है। अन्तर्राष्ट्रीय भ्रमण के अलावा, हम भी अपने देश में यात्रा के दौरान या बाद में कई बार दस्त के शिकार हो जाते हैं, जिसे 'ट्रैवलर डायरिया' की संज्ञा दी जाती है।

इस यात्रिक दस्त का कारण भोजन एवं पानी के माध्यम से बैक्टीरिया, वायरस (Virus), जियार्डिया (Giardia) या अमीबा का संक्रमण होता है। विदेशी नागरिकों के शरीर और आँत में चूंकि ये नये कीटाणु पहली बार प्रवेश करते हैं, और उनमें रोग निरोध क्षमता (Immunity) का अभाव रहता है अतः वे इस रोग से ज्यादा प्रभावित होते हैं। अधिकतर मामलों में यह रोग एन्ट्रोटोक्सिन नामक विषैले पदार्थ बनानेवाले ई. कोलाई बैक्टीरिया के संक्रमण से होता है।

यात्रिक दस्त प्रायः स्वयं ही रुक जाते हैं (Self-limiting)। अन्य दस्त रोगों की भाँति इसका भी उपचार पुनर्ज्जलीकरण द्रव्य (Rehydration Solution) से किया जाता है। आवश्यकतानुसार एंटीबायोटिक और नस से द्रव्य एवं दवाएँ दी जा सकती हैं।

दक्षिण-पूर्व एशिया के कुछ राष्ट्रों (थाइलैंड, मलेशिया आदि) में 'ट्रैवलर डायरिया' होने का एक प्रमुख कारण मछली, झींगा, कछुआ आदि सी-फूड (Sea Food) का उपयोग माना जाता है। उन देशों में जानेवाले यात्रियों को मांसाहार में विशेष सतर्कता बरतनी चाहिए।

ट्रैवलर डायरिया से बचने के लिए यात्रा के दौरान भोजन एवं जल की सफाई एवं शुद्धता पर विशेष ध्यान देना चाहिए। जहाँ तक संभव हो, कम अवधि की यात्रा में घर के बने खाने का ही प्रयोग करना चाहिए।

यात्रा में जहाँ तक सम्भव हो पका हुआ (Cooked) और गर्म खाना खाएँ। स्ट्रीट-फूड से बचें। भोजन लेने के लिए प्रसिद्ध एवं प्रामाणिक रेस्तराँ में ही जाएँ एवं स्थानीय लोगों की पसन्द का अनुसरण करें। अगर भोजन के स्वाद-गंध से उसके बासी होने की सम्भावना लगे तो पैसे की चिन्ता किए बिना उसे त्याग दें एवं बिस्किट, चाय, पका केला आदि से काम चला लें। ताजी दही आँत में हानिकारक बैक्टीरिया की मात्रा घटाती है अतः इनका प्रयोग उचित है।

यात्रा के दौरान पेयजल की शुद्धता का विशेष ध्यान रखें। जहाँ तक सम्भव हो उत्तम गुणवत्ता के बोतलबंद पानी का ही प्रयोग करें। डिब्बाबंद पेय, जैसे—मौसमी, सेब, संतरे का जूस या कोला पेय भी लिये जा सकते हैं, क्योंकि इनमें विद्यमान अम्ल हानिकारक कीटाणु (ई. कोलाई) को नष्ट करता है।

अपने पारिवारिक चिकित्सक से पूछकर, यात्रा के दौरान कुछ दवाएँ भी साथ रखनी चाहिए जिससे सारी सावधानियों के बावजूद अगर दस्त होने लगे तो रोग के प्रारम्भिक अवस्था में ही उपाए किए जा सकें।

अध्याय-5

पीलिया एवं जलोदर
(Jaundice and Ascites)

पीलिया यानी जॉन्डिस बीमारी का एक लक्षण है, जिसमें रोगी की आँखें, नाखून एवं त्वचा पीली पड़ जाती है तथा पेशाब का रंग सामान्य हल्के पीलापन से ज्यादा गहरा पीला (हल्दी या सरसों तेल के पीलेपन-सा) हो जाता है। यह रोग प्रायः लिवर की बीमारी के कारण रक्त में बिलिरुबिन नामक रसायन की मात्रा बढ़ जाने के कारण होता है। बिलिरुबिन लाल रक्त कणिका के टूटने से निकली हीमोग्लोबिन से बनता है।

पीलिया अपने आप में एक बीमारी न होकर मात्र एक लक्षण है। मुख्यतया यह लिवर की बीमारियों में होता है जैसे शराब का अत्यधिक सेवन, दवाओं का दुष्प्रभाव तथा वायरस का प्रकोप (हेपेटाइटिस 'ए', 'बी', 'सी', 'ई' आदि)। इनके अलावा यह पित्ताशय, पित्त नली की बीमारियाँ (पथरी, कैंसर) एवं पैंक्रियास की बीमारियों में हो सकता है। रक्त कणों के अत्यधिक नष्ट होने से होनेवाली पीलिया (Haemolytic Jaundice) नवजात शिशुओं को ज्यादा प्रभावित करती है।

बिलिरुबिन लिवर में बनकर पित्त की नली के द्वारा आँत में पहुँचता है। पित्त नली (बाइल डक्ट) में कृमि, पथरी या ट्यूमर द्वारा रुकावट, पीलिया करा सकता है।

लिवर (यकृत)

लिवर पेट के अन्दर, ऊपर दाहिनी तरफ स्थित अंग है। इसका वजन लगभग एक-डेढ़ किलोग्राम होता है। लिवर का मुख्य काम आँत-अंतड़ियों (Intestine) से आते हुए खून को छानना है। आँत-अंतड़ियाँ खाना पचाती हैं एवं उपयोगी

पदार्थों को सोखती हैं, पर साथ ही यह कीटाणुओं और विषैले पदार्थों का अवशोषण करती हैं जिन्हें लिवर छानकर हटा देता है। लिवर के प्रमुख कार्य हैं :

(1) विटामिन, शुगर, वसा (Fat) आदि पोषक तत्वों का संग्रहण।

(2) विषैले रसायन, जैसे अमोनिया को नष्ट करना।

(3) विभिन्न हॉरमोनों के स्तर को बनाये रखने में मदद करना।

(4) शरीर के लिए प्रतिरोध क्षमता युक्त रसायनों का निर्माण करना।

हेपेटाइटिस

'हेपेटाइटिस' का शाब्दिक अर्थ है, लिवर (यकृत) का सूजन। लिवर के सूजन के कारणों में सर्वप्रमुख है–**वायरस का इन्फेक्शन (संक्रमण)**। वर्तमान समय में वायरस के संक्रमण से होनेवाला रोग हेपेटाइसिस 'बी' केवल भारत ही नहीं सम्पूर्ण विश्व के सबसे घातक रोगों में एक का दर्जा पा चुका है। अभी भारत में हेपेटाइटिस 'बी' से लगभग 4-5 करोड़ व्यक्ति संक्रमित हैं।

हेपेटाइटिस 'बी' एवं 'सी'

हेपेटाइटिस 'बी' एवं 'सी' का प्रसार संक्रमित रक्त या शरीर के स्राव (लार, पसीना, वीर्य) से होता है। संक्रमित रक्त की अत्यन्त सूक्ष्म मात्रा, जख्म, कटे, खरोंच या सूई के द्वारा शरीर में प्रवेश कर बीमारी करा सकती है। संक्रमित रक्त के शरीर में प्रवेश करने की सम्भावना रक्त ग्रहण, ऑपरेशन, दाँत के इलाज, गन्दे उस्तरे

लिवर में सूजन के कारण

1. **वायरस**–कई प्रकार के वायरस लिवर पर आक्रमण कर सूजन करा सकते हैं। इन्हें हेपेटाइटिस 'ए', 'बी', 'सी', 'डी' एवं 'ई' के नाम से जाना जाता है। हेपेटाइटिस 'बी' एवं 'सी' के वायरस रक्त के माध्यम से प्रसारित होते हैं, और सबसे ज्यादा हानिकारक सिद्ध हुए हैं।
2. **शराब**–शराब के अत्यधिक सेवन से लिवर में सूजन आ सकती है।
3. **दवाएँ**–कुछ औषधियाँ भी लिवर को हानि पहुँचा सकती हैं, जैसे–ट्यूबरक्यूलोसिस की अधिकतर दवाएँ।
4. **जेनेटिक**–कुछ लिवर की बीमारियाँ वंशानुगत, जीन के दोष से होती हैं।

या शेविंग ब्लेड के प्रयोग से भी होती है। इसे रोकने के लिए ऑपरेशन एवं दंत चिकित्सा के सभी उपकरण उबाल कर (ऑटोक्लेव) कीटाणुमुक्त किए जाते हैं।

इसके अलावा हेपेटाइटिस 'बी' का प्रसार माँ के द्वारा शिशु में प्रसव के दौरान एवं स्तनपान के समय भी संभव है। असुरक्षित यौन संबंध के क्रम में भी संक्रमित व्यक्ति हेपेटाइटिस 'बी' का प्रसार करा सकता है।

हेपेटाइटिस 'बी' का संक्रमण हाथ मिलाने, चूमने, खाँसने, छींकने या एक ही बर्तन से साथ खाने से नहीं होता है।

हेपेटाइटिस 'बी' संक्रमण का प्रभाव

इस इन्फेक्शन के बाद अधिकतर (90-95 प्रतिशत) वयस्क व्यक्तियों का रक्त छः माह के अन्दर वायरस से मुक्त हो जाता है। परन्तु 5-10 प्रतिशत व्यक्तियों में वायरस पलता रहता है और इन्हें लम्बे अरसे तक वायरस के प्रभाव को, 'क्रोनिक हेपेटाइटिस' के रूप में झेलना पड़ता है। नवजात शिशुओं एवं पाँच वर्ष तक के बच्चों में वायरस के ज्यादा दिनों तक बने रहने एवं 'क्रोनिक हेपेटाइटिस' होने की क्रमशः 80 एवं 50 प्रतिशत तक होती है।

हेपेटाइटिस के प्रभाव से कमजोरी, थकान, भूख की कमी हो जाती है और खाने का स्वाद एवं इच्छा खत्म हो सकती है। शुरुआती दौर में हल्का बुखार भी हो सकता है। तत्पश्चात् रोगी का पेशाब गाढ़ा पीला होने लगता है। त्वचा एवं आँख पीली पड़ने लगती हैं।

शरीर की प्रतिरोध क्षमता अच्छी होने पर, कुछ हफ्तों में ये तकलीफें समाप्त हो जाती हैं। पर कुछ व्यक्तियों में बढ़ती बीमारी लिवर फेल्योर (Liver Failure) के स्तर तक जा सकती हैं।

उन 5-10 प्रतिशत व्यक्तियों में जिनमें हेपेटाइटिस 'बी' का वायरस पूर्णरूपेन् नष्ट नहीं होता है, लिवर का 'सिरोसिस' (Cirrhosis) एवं लिवर का कैंसर होने की सम्भावना रहती है।

हेपेटाइटिस 'बी' एवं गर्भावस्था (Hepatitis B and Pregnancy)

गर्भावस्था के दौरान माँ के हेपेटाइटिस 'बी' से संक्रमित होने पर शिशु में रोग प्रसार की सम्भावना बहुत बढ़ जाती है। ऐसी गर्भवती स्त्रियों में स्वतः गर्भपात (Abortion) एवं समयपूर्व प्रसव (Preterm labour) भी ज्यादा होता है।

शिशु को हेपेटाइटिस 'बी' से बचाने के लिए माँ को एन्टीवायरल दवाएँ दी जाती है जिससे माँ के रक्त में वायरस की मात्रा (Viral-load) कम हो। यदि माँ हेपेटाइटिस से ग्रसित हो तो शिशु को जन्म के 12 से 24 घंटे के अंदर टीका (Active Immunisation) के साथ-साथ एन्टीबॉडी की सूई (Passive Immunisation) भी दी जाती है जो शरीर की अन्दरूनी प्रतिरोध क्षमता बनने तक रोग से लड़ता है।

आजकल गर्भावस्था के दौरान हेपेटाइटिस बी की जाँच एक रुटीन प्रक्रिया है और माँ के नेगेटिव होने पर हेपेटाइटिस बी के टीकाकरण का कोर्स दिया जाता है।

हेपेटाइटिस 'बी' संक्रमित माँ के दूध में भी वायरस उपस्थित रहता है, जो बच्चे को संक्रमित कर सकता है। अगर जन्म के समय नवजात शिशु का दोनों प्रकार (Active and Passive) के टीके दिए जा चुके हों तो स्तनपान सुरक्षित माना जाता है। इस संबंध में विशेषज्ञ की राय लेना उचित होता है।

हेपेटाइटिस 'बी' का इलाज एवं बचाव

हेपेटाइटिस 'बी' के इलाज के लिए एन्टी वायरल दवाएँ (Antiviral Agents) तथा कीटाणुरोधक प्रोटीन (immunoglobulin) आदि उपलब्ध है, जिनका विशेषज्ञों की सलाह से सही समय पर सेवन करने से, हेपेटाइटिस 'बी' के दुष्प्रभाव को घटाया जा सकता है।

हेपेटाइटिस 'बी' से बचाव

हेपेटाइटिस 'बी' से बचाव के उपाय

- सदैव नये डिस्पोजेबल सीरिंज का प्रयोग करें ।
- दूसरों का प्रयोग किया हुआ टूथब्रश या रेजर अपने काम में न लाएँ।
- टैटू (Tatoo) या गोदना केवल नई सूई से कराएँ।
- बच्चे के कान छिदवाने या बच्चियों के नाक छिदवाने में सदैव नई सूई का प्रयोग करें ।
- जरूरत पड़ने पर हेपेटाइटिस 'बी' संक्रमण से मुक्त व्यक्ति का ही रक्त लें, जिसे किसी अच्छे रक्त-कोश प्रयोगशाला द्वारा संक्रमण मुक्त प्रमाणित किया हुआ हो। रक्त दान शिविरों में संक्रमण-मुक्त व्यक्तियों का ही रक्त संग्रहित करना चाहिए।
- हेपेटाइटिस 'बी' का टीका (Vaccine) दिलवाएँ।

इस रोग से बचाव के लिए वैक्सीन (Vaccine) उपलब्ध है, जिसकी तीन खुराकें सूई के द्वारा दी जाती हैं। प्रथम सूई के पड़ने के एक माह बाद दूसरी सूई एवं छह माह बाद तीसरी सूई लेनी होती है। यह वैक्सीन इन्जेरिक्स 'बी' (ग्लैक्सो), जेनेभैक 'बी' (सिपला), एच.बी. भैक (कॉडिला) आदि ब्रांड नामों से बाजार में उपलब्ध है। अनेक स्वयं-सेवी संस्थाएँ यथा रोटरी, लायन्स क्लब आदि मुफ्त टीकाकरण की व्यवस्था भी करती हैं।

परिवार के किसी भी सदस्य के रक्त जाँच में हेपेटाइटिस 'बी' का इन्फेक्सन पाए जाने पर सभी सदस्यों की जाँच एवं जाँच के परिणाम के आधार पर टीकाकरण कराया जाना चाहिए। हेपेटाइटिस 'बी' का टीका शिशुओं के राष्ट्रीय टीकाकरण कार्यक्रम का अंग बन चुका है।

हेपेटाइटिस 'बी' का संक्रमण होने पर नियमित रूप से चिकित्सक के सम्पर्क में रह कर जाँच और इलाज कराना चाहिए। अब ऐसी दवाएँ उपलब्ध है जो वायरस को रक्त से दूर करती हैं। हेपेटाइटिस 'बी' संक्रमण के शुरुआती अवधि में इलाज करने से क्रोनिक इन्फेक्शन, सिरोसिस लिवर और लिवर कैंसर से बचा जा सकता है।

हेपेटाइटिस के प्रति जागरूकता

आपको हेपेटाइटिस 'बी' और 'सी' से ग्रस्त होने की सम्भावना बढ़ जाती है यदि :

1. आपके घर में हेपेटाइटिस का मरीज है।
2. पति या पत्नी में से कोई हेपेटाइटिस 'बी' या 'सी' से पीड़ित है।
3. आपको हल्का बुखार रहता है?
4. आपका वजन घट रहा है?
5. आपने ग्लास सीरिंज (Non Disposable Syringe) से सुई लगवाई है?
6. आपने खून चढ़वाया है?
7. आपके खून की जाँच में SGPT/SGOT बढ़ा हुआ है?
8. आपने सुई के द्वारा दवाएँ ली हैं?
9. आपका एक से ज्यादा लोगों से शारीरिक संबंध है?
10. आपने कभी डायलिसिस करवाया है?
11. आपका कभी ऑपरेशन हुआ है।
12. आपने कभी दाँतों की जाँच करवायी है?
13. आपको कभी पीलिया हुआ है?

पीलिया रोग (Jaundice) में खान-पान एवं आराम

आम तौर पर पीलिया के रोगी के भोजन में बहुत सारे परहेज कराए जाते हैं। जिसके कारण रोगी के लिए भोजन बे-स्वाद एवं अरुचिकर हो जाता है। पीलिया में सामान्यतः भूख की कमी रहती है तथा भोजन के बेस्वाद होने से मरीज में भोजन की इच्छा और कम हो जाती है।

ऐसी धारणा एवं सोच बिल्कुल गलत है कि मरीज को पीली चीजें (हल्दी, दाल, आम), नमक एवं घी-तेल में बनी चीजें नहीं देनी चाहिए। आप स्वयं सोचें कि किसी स्वस्थ व्यक्ति को अगर नियमित रूप से बे-स्वाद और अरुचिकर, सिर्फ उबला हुआ भोजन, फल (खीरा, ककड़ी, मूली, गन्ना इत्यादि) दिया जाए, तो कुछ ही दिनों में मरीज की भूख जाती रहेगी और वह ज्यादा कमजोर हो जाएगा।

पीलिया के रोगी का भोजन

सामान्यतया पीलिया के रोगी को स्वच्छ, सुपाच्य एवं स्वादिष्ट भोजन देना चाहिए जो घर के अन्य सभी सदस्य खाते हैं। इनके लिए अलग से खाना बनाने की जरूरत नहीं होती है। आलू, रोटी, चावल के सेवन से इन्हें कार्बोहाइड्रेट मिल जाता है। दूध एवं दाल से प्रोटीन एवं घी-मक्खन (वसा) से वसा की जरूरत पूरी होती है।

ज्यादा घी या चिकनाई की चीजें–पूड़ी, पराठा, पिज्जा या मलाई-रबड़ी, हलुआ नहीं देना चाहिए पर रोटी या दाल में घी, हल्के घी-तेल में बनी सब्जी देने से स्वाद भी बना रहता है एवं कैलोरी की पूर्ति भी होती है। मसालों एवं हल्दी का प्रयोग स्वाद के लिए जरूरी है, पर इनकी मात्रा अधिक नहीं होनी चाहिए। प्रायः यह देखा जाता है कि परिवारवाले भ्रांतिवश रोगी को उबला खाना देते हैं जिसे रोगी बेस्वाद होने के कारण कम खाते हैं तथा कमजोर एवं दुबले हो जाते हैं।

सामान्य भोजन के साथ रोगी को थोड़ी मात्रा में फल इत्यादि भी देना चाहिए। मगर इन कच्ची चीजों की सफाई-धुलाई पर विशेष ध्यान देना चाहिए। इनमें रेशा (Fibre) ज्यादा होता है, तथा इनके प्रयोग से मल सख्त नहीं होता है। ज्यादा फलों के सेवन से मरीज सामान्य भोजन कम लेता है और उसके शरीर में प्रोटीन एवं वसा की कमी होने लगती है क्योंकि प्रोटीन एवं वसा की मात्रा फलों में नगण्य होती है। प्रायः गन्ने का रस या फल बेचनेवालों की ट्राली पर इतनी मक्खियाँ होती हैं कि इनसे इन्फेक्शन होने की सम्भावना बढ़ जाती है। अतः घर में फलों का जूस निकाल कर देना या नारियल पानी देना उचित होता है।

मांसाहारी भोजन को पचाना लिवर के रोगी के लिए ज्यादा कठिन होता है अतः शाकाहार (Vegetarian Food) ही देना उचित है।

नमक

सामान्यतः पीलिया के रोगी को कम नमक का भोजन देने से उसकी भूख कम हो सकती है एवं कमजोरी आ सकती है। उन्हें सामान्य नमक का खाना देना चाहिए। कुछ परिस्थितियों में, जब शरीर में सूजन (Edema) हो जाता है या पेट में पानी (Ascites) आ जाता है तब चिकित्सक भोजन में नमक कम (Low Salt Diet) लेने की सलाह देते हैं, जिसका अनुपालन करना चाहिए।

आराम और व्यायाम

पीलिया के रोगी को सामान्य काम-धाम करना चाहिए मगर शरीर को थका देनेवाला काम नहीं करना चाहिए।

मानसिक कार्य हेतु ऊर्जा की ज्यादा जरूरत नहीं होती है। अतः घर में अध्ययन-पठन में कोई परेशानी नहीं है। बच्चे के लिए घर पर ही पढ़ाई की व्यवस्था की जा सकती है। थकानदार रेसिंग, मैराथन, फुटबाल के खेल से परेशानी हो सकती है।

अगर पीलिया के रोगी का काम ही शारीरिक एवं थकानवाला (Hard Physical Labour) हो तो उन्हें काम रोकना पड़ सकता है।

पीलिया के रोगी से छूआछूत

हेपेटाइटिस 'ए' एवं 'ई' का पीलिया खान-पान में होनेवाले संक्रमण (Infection) से होता है। ऐसे रोगी को खाना देने, कमरे में साथ रहने, साथ उठने-बैठने से कोई खतरा नहीं है। परन्तु हेपेटाइटिस 'ए' एवं 'ई' का मरीज अगर दूसरों के लिए खाना बना रहा हो तो, उसे शौच के पश्चात् एवं खाना बनाने के पूर्व हाथों को भली प्रकार से धो लेना चाहिए।

अन्य कारणों से पीलिया में ऐसा कोई परहेज नहीं है।

हेपेटाइटिस 'बी' के रोगी के परिवार के सभी लोग टेस्ट (HBs Ag) कराएँ तथा निगेटिव होने पर हेपेटाइटिस 'बी' का टीकाकरण करा लें।

जलोदर (Ascites)

पेट के अंदर (पेरिटोनियल कैविटी में) सामान्यतया द्रव्य की थोड़ी मात्रा रहती है। जब इस द्रव्य की मात्रा अधिक हो जाती है तो उस अवस्था को जलोदर (जल + उदर = जलोदर, Ascites) कहते हैं। प्रायः जलोदर के साथ शरीर के अन्य अंगों, जैसे पैर, चेहरे आदि पर भी सूजन रहती है।

शरीर में एवं पेट में द्रव्य की अधिकता कुपोषण (Malnutrition), गुर्दा रोग, हृदय रोग (Heart Failure) एवं लिवर के रोगों के कारण हो सकता है। केवल पेट पर असर डालनेवाली बीमारियाँ यथा पेट की ट्यूबरकुलोसिस या कैंसर में रोगी को जलोदर के लक्षण आ सकते हैं। पीलिया की तरह जलोदर भी बीमारी का लक्षण है। हमारे देश में लिवर में सूजन (Hepatitis) एवं सिरोसिस (Cirrhosis) भी जलोदर का एक महत्त्वपूर्ण कारण है।

जलोदर के कारण का सही ढंग से पता लगाने के लिए कभी-कभी अल्ट्रासाउंड मशीन में देखते हुए पेट के अन्दर सूई डालकर द्रव्य निकाला जाता है, (Ascitic Tap) इस द्रव्य की रासायनिक एवं इसकी जाँच कर रोग का सही निदान किया जाता है।

अध्याय-6

मोटापा
(Obesity)

मानव शरीर की संरचना ऐसी है कि सही स्वास्थ्य के लिए शारीरिक श्रम–चलना, घूमना-फिरना अत्यंत आवश्यक है। आधुनिक मानव के प्रागैतिहासिक कालीन पूर्वज जंगलों में रहकर शिकार करते थे, अतः हमारी डी.एन.ए. संरचना भी उसी प्रकार के शारीरिक श्रम हेतु बनी है।

शारीरिक श्रम त्याग कर तथा आधुनिक आरामदेह जीवनशैली का अनुकरण करके हम न केवल मधुमेह (Diabetes) एवं उच्च रक्तचाप (High Blood Pressure) जैसी बीमारियों को बुलावा देते हैं, बल्कि पेट की तकलीफ–यथा गैस, एसिडिटी और कब्जियत को भी बुलावा देते हैं। घूमने-फिरने एवं टहलने से आँत-अंतड़ियाँ गतिशील होती हैं, भोजन को आगे बढ़ाती हैं एवं वायु-त्याग में मदद करती हैं। शारीरिक श्रम से ऊर्जा का व्यय होता है एवं भूख जगती है।

एक स्वस्थ व्यक्ति का वजन, उसके कद, लिंग, उम्र एवं प्रजाति (Race) के हिसाब से एक निश्चित सीमा के अन्दर होना चाहिए। इस निश्चित सीमा से अधिक वजन होने पर व्यक्ति स्थूलकाय होने के साथ-साथ अनेक व्याधियों जैसे उच्च रक्तचाप, मधुमेह एवं हृदय रोग आदि का शिकार होने लगता है।

भारतवर्ष की लगभग 105 करोड़ की आबादी में लगभग दो करोड़ व्यक्ति मोटापे के शिकार हैं। शहरों में रहनेवाले उच्च वर्गीय धनाढ्य लोगों में 30-50 प्रतिशत व्यक्ति मोटापे के शिकार देखे जाते हैं। मोटापा 'ज्यादा भोजन' और 'कम शारीरिक श्रम' का परिणाम तो है पर इससे अनेक आनुवांशिक, सामाजिक,

मनोवैज्ञानिक आयाम भी जुड़े हैं। अनेक परिवारों में सामान्य दिनों का भोजन भी घी-तेल से सराबोर रहता है जबकि पर्व-त्योहार, शादी-ब्याह के अवसर पर भोज 'अति भोजन' का रूप ले लेता है।

मोटापा की डिग्री निर्धारित करने के लिए चिकित्सक व्यक्ति के कद की तुलना उसके वजन से करके बी.एम.आई. (Body-Mass-Index) की गणना करते हैं। कमर (Waist) की गोलाई की नाप तथा इसकी नितम्ब (Hip) की गोलाई से तुलना कर के वेस्ट-हिप-रेशियो (Waist-Hip-Ratio) से भी मोटापा का अनुमान लगाया जाता है। यदि किसी व्यक्ति का वजन कद एवं उम्र के हिसाब से उसके आदर्श वजन से दस प्रतिशत से अधिक हो तो इसे मोटापा माना जाता है।

मोटापा के प्रकार

अधिक वजनवाले व्यक्तियों में शरीर पर चर्बी के जमा होने के स्थान के आधार पर मोटापा का दो प्रकार देखा गया है :

1. पेट का मोटापा (Abdominal Obesity) – इनमें चर्बी का जमाव पेट के आस-पास ज्यादा होता है एवं धड़ का आकार सेव (Apple) के समान हो जाता है। ऐसे व्यक्तियों का पेट या तोंद सामने निकल जाता है।
2. कमर एवं पूरे शरीर का मोटापा (Generalised Obesity) – इनमें वसा का जमाव पूरे शरीर, विशेषकर जाँघ एवं कमर पर होता है। इनके धड़ का आकार नाशपाती (Pear) जैसा हो जाता है।

कुछ अध्ययनों में पाया गया है कि जिन मोटे लोगों में चर्बी पेट के आस-पास ज्यादा होती है (सेव के आकार का धड़), उनमें मेटाबोलिक सिंड्रोम की तकलीफें उन व्यक्तियों के तुलना में ज्यादा होता है जिनमें चर्बी कमर पर ज्यादा होती है (नाशपाती के आकार का धड़)। वयस्कों में नाभि के पास नापी गई पेट की गोलाई 80 सेंटीमीटर से ज्यादा होने पर मधुमेह, हृदय की रक्तनली (कोरोनरी आर्टरी) की सिकुड़न तथा दिल का दौरा (हर्ट अटैक) होने की सम्भावना बढ़ जाती है।

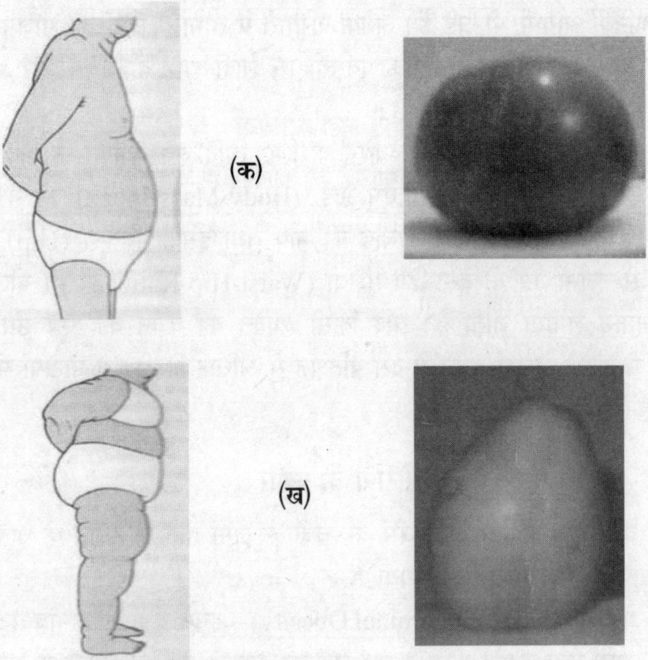

चित्र सं. 7—मोटापा में शरीर पर चर्बी के वितरण के प्रकार
(क) पेट का मोटापा (सेव का आकार)
(ख) पूरे शरीर का मोटापा (नाशपाती का आकार)

मोटापा का कारण

आनुवांशिक : कुछ व्यक्तियों में मोटापा आनुवांशिक कारणों से होता है। ऐसी स्थिति में परिवार के लगभग सभी व्यक्ति मोटे होते हैं।

सामाजिक-आर्थिक : गृहस्थी एवं यातायात आदि में सुविधाओं की बढ़ोत्तरी मोटापा का एक महत्त्वपूर्ण कारण सिद्ध हो रही है। सीढ़ियों की बजाय लिफ्ट का प्रयोग, छोटी दूरी के लिए भी स्कूटर-कार का उपयोग, शाम को खेल-कूद में भाग लेने के बजाय सोफे पर बैठकर टेलीविजन देखना आदि आधुनिक जीवनशैली की आदतें मोटापा बढ़ाने में सहायक सिद्ध हो रही हैं।

बीमारियाँ : कुछ बीमारियों में शरीर का वजन अत्यधिक बढ़ जाता है। शरीर में थायरायड हॉरमोन की कमी (हाइपो थॉयरायडिज्म) या कार्टिसोन की

अधिकता आदि से भी वजन बढ़ सकता है जिसका निर्णय प्रायः एक विशेषज्ञ चिकित्सक ही कर पाता है।

मोटापा से जुड़ी व्याधियाँ

मोटापा के कारण व्यक्ति अनेक बीमारियों का शिकार हो जाता है। मधुमेह, उच्च रक्तचाप के अलावा मोटे लोगों की रक्त नलियों में वसा का जमाव (एथेरोस्कलेरोसिस) हो जाता है एवं वे छाती में दर्द (एन्जाइना), हृदयाघात (Heart Attack), लकवा (Brain Attack), पैरों की नलियों में थक्का जमने (थ्रोम्बोसिस) जैसे रोगों के शिकार हो जाते हैं। ऐसे व्यक्तियों के लिवर में वसा की मात्रा ज्यादा हो जाती है उन्हें फैटी लिवर हो जाता है। पित्ताशय की पथरी, हर्निया, आँत का कैंसर, साँस लेने में दिक्कत, जोड़ों का दर्द, दाद (त्वचा का फंगल इन्फेक्सन), पैरों में सूजन जैसी अनेक बीमारियाँ मोटे व्यक्तियों को ज्यादा होती हैं।

उपचार

मोटापा एवं मोटापा-जनित रोगों से छुटकारा पाने के लिए सबसे पहले व्यक्ति को अपने दिमाग में यह बात बिठानी होगी कि 'मोटापा एक रोग' है तब ही वह वजन घटाने का सक्रिय प्रयास कर पाएगा।

अगर किसी हारमोन सम्बन्धित बीमारी के कारण मोटापा है तो उसका यथोचित उपचार करना होगा। अन्यथा वजन घटाने के उपाय (बाक्स) करने होंगे।

जीवनशैली में बदलाव जैसे–ज्यादा पैदल चलने का प्रयास, कसरत, टहलना, तैराकी, नृत्य एवं जॉगिंग (Jogging) आदि आदतें वजन घटाने में सहायक होती हैं। प्रातःकाल टहलने से मोटापे में कमी होती है और कब्जियत से छुटकारा मिलता है।

अत्यधिक मोटापा की स्थिति में आधुनिक दवाएँ या कुछ सर्जरी (Bariatric Surgery) भी की जाती है जिसके लिए चिकित्सक की सलाह आवश्यक है।

वजन कम कैसे करें?

(क) खाने का स्थान-समय

1. खाना खाने का समय एवं जगह निश्चित रखें। इससे आप नाश्ता/भोजन की संख्या कम कर सकते हैं। भोजन का समय बगैर खाए न गवाएँ।

2. भोजन खूब चबाकर, धीरे-धीरे स्वाद का आनन्द लेते हुए करें। इससे आपको कम भोजन में ज्यादा संतुष्टि मिलेगी।
3. भोजन करते समय केवल भोजन पर ही ध्यान केन्द्रित करें। खाना खाते समय पढ़ने, टेलीविजन देखने या वार्तालाप करने से परहेज रखें।
4. सामान्य एवं कम भोजन करनेवाले व्यक्ति के साथ ही भोजन करें। सुस्वादु भोजन के प्रति समर्पित या स्वेच्छाचारी व्यक्ति के साथ भोजन न करें।
5. छोटे-छोटे बर्तनों में भोजन परोसें, इससे कम भोजन भी आपको ज्यादा दिखायी देगा।
6. आपको जितनी भूख हो उससे थोड़ा कम भोजन करें, इससे आप स्वयं को हल्का अनुभव करेंगे।

(ख) भोजन का प्रकार

1. अपने भोजन में हरी सब्जी जैसे लौकी, भिंडी, परवल, पत्तागोभी एवं पालक तथा सलाद, जैसे टमाटर, गाजर, मूली, खीरा इत्यादि का प्रयोग ज्यादा करें।
2. भोजन करते समय पहले साग, हरी सब्जी एवं सलाद से पेट भरें फिर रोटी-चावल आदि का स्वाद लें।
3. वसायुक्त स्वादिष्ट भोजन की सुगंध लेने या देखने तक से परहेज रखें ताकि आपके भीतर उसे खाने की इच्छा बलवती न हो।
4. अपने भोजन को एकदम सादा न रखें। भोजन में कुछ विविधता रखें अन्यथा अवसर मिलने पर आप सुस्वादु भोजन जैसे-तैलीय, मसालेदार के प्रति स्वयं को नहीं रोक पाएँगे।
5. घर में चिकनाईयुक्त भोज्य पदार्थ कम लाएँ अर्थात् अपने आस-आप वसायुक्त भोजन की उपलब्धता कम करें।
6. दो भोजन या नाश्ते के बीच में पानी पर्याप्त मात्र में पिएँ। भोजन के पहले भी पानी पिएँ।

(ग) उपवास

1. उपवास न रखें। अगर उपवास रखना बहुत जरूरी हो तो फलाहार अवश्य करें अन्यथा अगले दिन आप ज्यादा मात्र में भोजन कर सकते हैं। (विस्तार पृ. 73)

(घ) व्यायाम

1. अपनी दिनचर्या में यथासंभव व्यायाम को अवश्य शामिल करें। इससे पूरा दिन आप स्वयं को तरोताजा अनुभव करेंगे।

अध्याय-7

पेट के रोग में डॉक्टरी जाँच (Investigation)

पेट-रोगों के सही निदान (Diagnosis) के लिए चिकित्सक को रोगी के मूत्र, मल, रक्त की प्रयोगशाला द्वारा जाँच के अलावा एक्सरे-अल्ट्रासाउंड के द्वारा अन्दरुनी अंगों के छायाचित्र के विश्लेषण की जरूरत पड़ती है। बीमारियों की सही पहचान होने पर ही सटीक उपचार किया जाना संभव होता है।

1. मूत्र-जाँच (Urine Test)

पेशाब में बाइल पिगमेंट, बाइल साल्ट एवं यूरोबिलीनोजन की मात्रा माप कर पीलिया रोग का निदान एवं उसका कारण पता लगाया जा सकता है। जैसे मूत्र में यूरोबिलीनोजन की घटी हुई मात्रा बताती है कि पित्त के प्रवाह में अवरोध पैदा हो रहा है। मूत्र में शुगर की जाँच से मधुमेह एवं एल्ब्यूमिन (Albumin) की अत्यधिक मात्रा होने पर गुर्दा रोग की भी जानकारी मिलती है।

2. मल जाँच (Stool Test)

पेट की तकलीफ में मल जाँच से अनेक महत्त्वपूर्ण जानकारियाँ मिलती हैं। इस से मल में हानिकारक अमीबा (एन्टअमीबा हिस्टोलिटिका) एवं कृमियों के अंडे देखे जा सकते हैं। केचुआ (एस्केरिस), सूता कृमि (Thread Worm), अंकुश कृमि (Hook Worm) एवं फीता कृमि (Tape Worm) के अंडे मल में पाए जाने पर उनका सटीक उपचार किया जा सकता है।

पेप्टिक अल्सर एवं अन्य बीमारियों में पाचन तंत्र में हो रहे खून के स्राव की सूक्ष्म मात्रा मल के 'आकल्ट ब्लड' (Occult Blood) टेस्ट से पता लगाई जा सकती है। पाचन तंत्र में अल्सर, कैंसर, बवासीर होने पर मल में रक्त के सूक्ष्म कण, जो खुली आँख से नहीं दिखते हैं, पाए जा सकते हैं।

3. रक्त जाँच (Blood Test)

पेट की बीमारियों में रक्त की हिमोग्लोबिन का स्तर, सफेद एवं लाल कोशिकाओं की संख्या (WBC and RBC Count) एवं विभिन्न एंजाइम (SGPT, SGOT आदि) की जाँच से महत्त्वपूर्ण जानकारी मिलती है। मोटापे के मरीजों में कोलेस्ट्राल एवं अन्य लिपिड की मात्रा नाप कर उन्हें सामान्य करने के उपाय किए जाते हैं।

रक्त की विशेष एलाइजा (Elisa) जाँच के द्वारा तपेदिक (Tuberculosis) और हेपेटाइटिस के प्रकार का पता लगता है।

4. रेडियोलॉजी जाँच (Radiology Test)

1. एक्सरे (X-Ray) : (क) सादा एक्सरे—पेट दर्द में, पेट के सादे एक्सरे (Plain X-Ray) के द्वारा गुर्दा, पेशाब की थैली तथा गॉल ब्लैडर में पथरी का पता लगाया जा सकता है। मूत्र तंत्र की 90% पथरियाँ एवं गॉल ब्लैडर की 10% पथरियाँ एक्सरे द्वारा देखी जा सकती हैं। पथरी के अलावा आँत में रुकावट तथा पैन्क्रियाज़ में कैल्सिफिकेशन (Calcification) का पता भी एक्सरे द्वारा हो सकता है।

पेट का एक्सरे कराने के पूर्व दवा लेकर पेट साफ करना बहुत जरूरी होता है। पेट में मल एवं गैस रहने पर एक्सरे चित्र अच्छा नहीं खिंचता है, तथा रोगों के सबूत छिप सकते हैं।

(ख) बेरियम एक्सरे (Barium X-Ray)—इस प्रक्रिया में बेरियम सल्फेट (Barium Sulphate) का घोल पिला कर, खाने की नली, आमाशय, एवं आँत के छायाचित्र देखे जा सकते हैं। गुदा-मार्ग से बेरियम घोल प्रवाहित करके, बड़ी आँत का अध्ययन किया जाता है।

इन जाँचों द्वारा आमाशय एवं ड्यूडेनम में घाव (Ulcer) एवं ट्यूमर, छोटी आँत में रुकावट या फैलाव, बड़ी आँत में पॉलिप (Polyp) आदि का पता लगता है।

बेरियम एक्सरे एक विशिष्ट जाँच प्रक्रिया है, तथा डॉक्टर की देख-रेख में

अच्छे तकनीशियन द्वारा ही इसे कराना चाहिए तब ही एक्सरे चित्र भी अच्छे आएँगे और उनका विश्लेषण भी सही हो पाएगा।

2. अल्ट्रासाउंड (Ultrasound) : अल्ट्रासोनोग्राफी एक सरल, सस्ती एवं दर्द रहित जाँच की प्रक्रिया है, जिससे पेट के अन्दर के लगभग सभी अंगों के चित्र लिए जाते हैं और उनसे रोगों का पता लगाया जाता है। इससे गॉल ब्लैडर में पथरी व सूजन, लिवर में सूजन, पेट में पानी (जलोदर), गर्भाशय एवं अंडाशय (Uterus-ovary) तथा मूत्राशय की बीमारियों की सटीक जानकारी मिलती है जिनसे इलाज की प्रक्रिया निर्धारित होती है।

अल्ट्रासाउंड जाँच की सहायता से जॉन्डिस के कारण का पता लगाया जा सकता है—क्या यह लिवर में सूजन (हेपेटाईटिस) के कारण है, या पित्त की नली में रुकावट होने से?

पेट में, फेफड़ों में तथा दिल की झिल्ली में पानी भर आने पर अल्ट्रासाउंड के सहयोग से उस द्रव्य को बाहर निकाला जा सकता है, तथा जाँच करके रोग का पता लगाया जा सकता है।

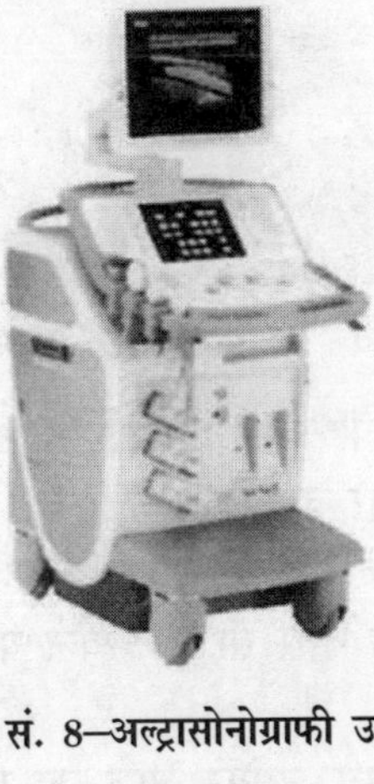

चित्र सं. 8—अल्ट्रासोनोग्राफी उपकरण

अल्ट्रासाउंड जाँच का प्रयोग माँ के गर्भ में पलते हुए शिशु की बनावट एवं विकास को देखने के लिए भी किया जाता है। अगर शिशु का विकास गर्भ की अवधि के अनुसार नहीं होता है तो गर्भस्थ शिशु की इस कमजोरी के कारण (जैसे, माँ में मधुमेह, उच्च-रक्तचाप, एनीमिया आदि) का पता लगाकर यथोचित उपचार किया जाता है।

चूँकि अल्ट्रासाउंड जाँच से गर्भस्थ शिशु के अंगों को स्पष्टतः देखा जा सकता है, अतः कुछ माता-पिता शिशु का लिंग जानने के लिए विशेषज्ञ पर दबाव डालते हैं। ध्यान देने योग्य बात है कि गर्भस्थ शिशु का लिंग निर्धारण गैर कानूनी है तथा पी.एन.डी.टी. कानून के तहत एक दण्डनीय अपराध है जिसमें अल्ट्रासाउंड विशेषज्ञ एवं गर्भवती स्त्री के पति, सास-ससुर को जुर्माना एवं जेल की सजा हो सकती है।

3. सी. टी. स्कैन एवं एम. आर. आई. जाँच (Computerized Axial Scanning and Magnetic Resonance Imaging) : इन आधुनिक पद्धतियों के द्वारा पेट के अन्दर के अंगों के चित्र लिए जाते हैं जिनका विश्लेषण करके रोगों का पता लगाया जाता है।

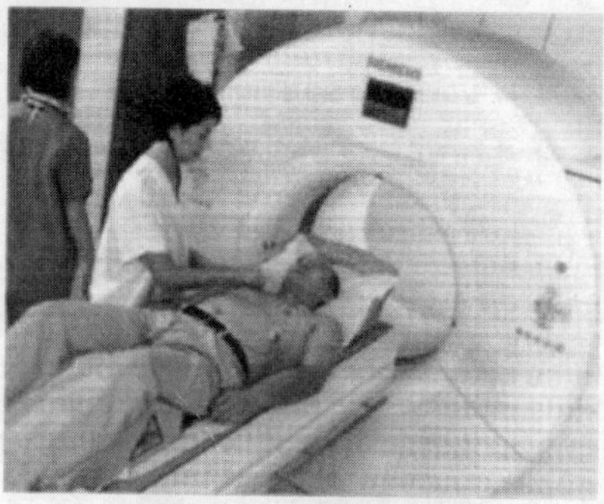

चित्र सं. 9–सी. टी. स्कैन

लिवर, गॉल ब्लैडर, पैंक्रियास एवं लिम्फ नोड (Lymph Node) की बीमारियों का, विशेषकर कैंसर जैसे रोगों की विस्तृत जानकारी इस जाँच से मिल सकती है। कैंसर हो जाने की स्थिति में उसका फैलाव तथा आपरेशन सफल होने की सम्भावना जैसे प्रश्नों का उत्तर सी. टी. स्कैन या एम. आर. आई. जाँच से पाया जा सकता है।

पित्त की नली में पथरी, ट्यूमर आदि का पता अब एम. आर. आई. आधारित जाँच (एम. आर. सी. पी.) से लगाया जाता है, जो पहले एंडोस्कोपी के सहारे की जा रही, ई. आर. सी. पी. जाँच की तुलना में तकलीफ रहित है।

5. एंडोस्कोपी जाँच

एंडोस्कोप - उन उपकरणों को, जिन्हें शरीर के अन्दर (जैसे मुँह अथवा गुदा मार्ग

में) प्रवेश करा के अन्दरूनी अंगों को देखा जाता है उन्हें अन्तर्दर्शी उपकरण या एंडोस्कोप कहते हैं (एंडो–अन्दरूनी अंग, स्कोप-देखने का यंत्र) ऐसे उपकरण जिनसे आमाशय का अध्ययन किया जाता है उसे 'गैस्ट्रोस्कोप' कहते हैं, जबकि गुदा मार्ग से प्रवेश कराके बड़ी आँत की संरचना देखनेवाले यंत्र को 'सिग्मायडोस्कोप' और 'कोलोनोस्कोप' कहते हैं। उपकरणों की इस शृंखला में 'सिस्टोस्कोप' के द्वारा मूत्राशय (यूरिनरी ब्लैडर) तथा 'आर्थोस्कोप' के द्वारा जोड़ों की अन्दरूनी बनावट देखी जा सकती है।

'गैस्ट्रोस्कोप–भोजन नली (इसोफेगस), आमाशय (Stomach) एवं पक्वाशय (ड्यूडेनम) की बीमारियों का पता लगाने के लिए गैस्ट्रोस्कोप का प्रयोग किया जाता है जिसमें विशेष वीडियो चिप (Video chip) या फाइबर आप्टिक (Fibre-optic) तारों के झुंड की बनी एक लम्बी, पतली, लचीली पाइप होती है। इन्हीं तारों के एक सेट के माध्यम से ऊष्मा-रहित (कूल) रोशनी अन्दर भेजी जाती है तथा दूसरे सेट के सहारे अन्दर के दृश्य देखे जाते हैं। हाथी के सूँड़ की भाँति पाइप को विभिन्न दिशाओं में मोड़ा जा सकता है तथा आमाशय के पूरे अन्दरूनी हिस्सों एवं सभी कोनों को देखा जा सकता है। अब तकनीकी रूप से बेहतर विडियो-एन्डोस्कोप उपलब्ध है।

गैस्ट्रोस्कोप द्वारा आमाशय की झिल्ली की सूजन (गैस्ट्राइटिस), अल्सर तथा गाँठ (नोड्यूल, Cancer) आदि का पता लगाया जा सकता है। इनसे बायोप्सी (Biopsy) जाँच के लिए नमूने लिए जा सकते हैं।

गैस्ट्रोस्कोपी के सहारे इलाज भी किया जाना सम्भव है। लिवर की लम्बे अरसे से होती बीमारी में भोजन नली के निचले हिस्से में स्थित धमनियाँ फैलकर (Varices) रक्तस्राव कराती हैं जिनमें सूई या बैंड लगाकर रक्त बहने से रोका जा सकता है। कभी-कभी बच्चा सिक्का, पिन, बटन आदि निगल जाता है जिन्हें गैस्ट्रोस्कोप के सहारे बाहर निकाला जा सकता है।

विशेष प्रकार के गैस्ट्रोस्कोप की मदद से पित्त की नली में दवा डालकर एक्सरे चित्र लिए जा सकते हैं जिस प्रक्रिया को ई. आर. सी. पी. (Endoscopic Retrograde Cholangio Pancreato Graphy) कहते हैं। इसके सहारे पित्त की नली से पथरी, वर्म आदि निकाले जा सकते हैं।

आधुनिक चिकित्सा पद्धति में बाइल डक्ट के चित्र एम. आर. आई. जाँच (Magnetic Resonance Imaging) द्वारा भी बनाए जा सकते हैं। इस एम. आर. सी. पी. (Magnetic Resonance Cholangio Panereato Graphy)

प्रक्रिया में मुँह से नली डालने की जरूरत नहीं पड़ती है, पर इसके द्वारा, ई. आर. सी. पी. की तुलना में किसी इलाज की प्रक्रिया संभव नहीं है।

सिगमायडोस्कोपी एवं कोलोनोस्कोपी–इन जाँचों में गुदा मार्ग से एक लचीली पाइप प्रवेश कराई जाती है। सिगमायडोस्कोपी में केवल निचली एक तिहाई बड़ी आँत (कोलोन) देखी जाती है जबकि कोलोनोस्कोपी में पूरी बड़ी आँत का अध्ययन किया जा सकता है। इसके सहारे आँत की पॉलिप (Polyp) को देख कर, स्नेयर (Snare) की मदद से हटाया जा सकता है। विश्व के कुछ देशों (अमेरिका, यूरोप) में बुजुर्गों में बड़ी आँत के पॉलिप की बीमारी ज्यादा होती है, तथा इनके कैंसर में बदलने की सम्भावना रहती है। इन राष्ट्रों में बुजुर्गों की कोलोनोस्कोपी जाँच नियमित अंतराल पर कराई जाती है।

वर्तमान युग में जीवन के हर क्षेत्र में विज्ञान एवं तकनीकी का महत्त्वपूर्ण योगदान हो रहा है। उदर रोगों के निदान एवं उपचार में तकनीकी का प्रयोग आवश्यक एवं सफल हो रहा है। कुछ उदाहरण प्रस्तुत है :

श्रीमती माला, 32 वर्षीया स्वस्थ युवती एक दिन अचानक पेट में तेज दर्द एवं लगातार उल्टियों से परेशान हो गईं। पेट के दाहिने हिस्से के दर्द से छटपटा गई। डॉक्टरों ने अपने विश्लेषण में पित्ताशय (गॉल ब्लाडर) अथवा दाहिने गुर्दे में पथरी की आशंका व्यक्त की। सही निदान हेतु अल्ट्रासाउंड जाँच के क्रम में, पित्त की नली (बाइल डक्ट) के भीतर एक दूसरी पतली सी हिलती-डुलती नली देखी गई एवं बीमारी का सही निदान-पित्त की नली में केंचुआ (Round Worm) हुआ।

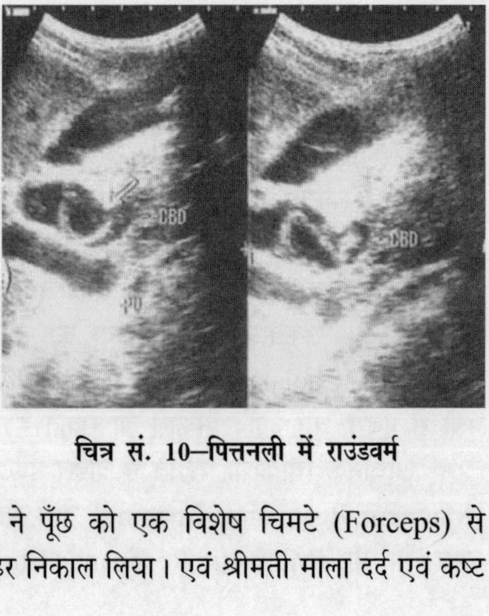

चित्र सं. 10–पित्तनली में राउंडवर्म

तत्पश्चात् पेट की बीमारियों के विशेषज्ञ ने, एक विशेष उपकरण 'एंडोस्कोप', मुँह के द्वारा पेट में डाला। केंचुए की लटकती पूँछ, आँत के एक हिस्से (ड्यूडेनम) में देखी गई। एंडोस्कोपी विशेषज्ञ ने पूँछ को एक विशेष चिमटे (Forceps) से पकड़कर केंचुए को शरीर से बाहर निकाल लिया। एवं श्रीमती माला दर्द एवं कष्ट

से मुक्ति पाकर, हँसती-मुस्कुराती घर को विदा हुईं।

साठ वर्षीय दूसरी मरीज, पीलिया रोग से ग्रस्त है। इनकी पित्त की नली गॉल ब्लॉडर के कैंसर के कारण संकरी हो गई है। कैंसर के शरीर के अन्य हिस्सों में फैले रहने के कारण उनका आपरेशन सम्भव नहीं है। विशेषज्ञ ने अन्तर्दर्शी उपकरण (एंडोस्कोप) के सहारे एक पतली-सी पाइप नली के संकरे भाग में डाल दी एवं पित्त का प्रवाह सामान्य हो गया।

तीसरा मरीज एक तीन वर्षीय बालक है, जिसने अन्जाने में एक रुपए का सिक्का निगल लिया है। एंडोस्कोपी जाँच के द्वारा सिक्का खाने की नली (इसोफेगस) के निचले हिस्से पर फँसा पाया गया। चिकित्सक ने विशेष प्रकार के चिमटे से सिक्के को पकड़कर उपकरण सहित शरीर से बाहर कर लिया। इस विधि से अन्य वस्तुएँ यथा बटन, पिन, बीज, फँसी हुई गोलियाँ (Tablet) भी निकाली जा सकती हैं।

आधुनिक तकनीक एवं उपकरणों ने अनेक बीमारियों का निदान एवं इलाज अत्यंत सहज कर दिया है। आज से एक दशक पूर्व इन सारी बीमारियों के लिए बृहत शल्य चिकित्सा के अलावा कोई चारा नहीं था।

अध्याय-8

पेट रोगों में खान-पान एवं शाकाहार के लाभ

(Diet and Benefits of Vegetarianism)

स्वस्थ जीवन के लिए उचित एवं संतुलित आहार आवश्यक है। इसमें सभी पोषक तत्व उचित मात्रा में होने चाहिए, जिससे शरीर ऊर्जावान एवं निरोग रहे। भोजन जीवन के लिए है, न कि जीवन भोजन हेतु।

भोजन का प्रोटीन अंश उत्तकों का निर्माण एवं मरम्मत करता है तथा मांसपेशियों को मजबूत बनाता है। कार्बोहाइड्रेट एवं फैट उर्जा देते हैं। विटामिन एवं मिनरल रोग से बचाते हैं। इन सभी पोषण तत्वों की उचित मात्रा वाले भोजन को संतुलित आहार कहते हैं।

उम्र के विभिन्न पड़ावों पर हमारे शरीर को भोजन में उपस्थित पदार्थों (प्रोटीन, कार्बोहाइड्रेट, फैट, विटामिन आदि) तथा ऊर्जा (Calorie) की अलग-अलग मात्रा की आवश्यकता होती है। जन्म के बाद एक-दो वर्ष तक शिशु मुख्यतया माँ के दूध पर निर्भर रहता है। शिशु के मस्तिष्क का विकास गर्भ से शुरू होकर लगभग दो वर्ष की उम्र तक पूरा हो जाता है, जिस अवधि में अपने पोषण के लिए वह अपनी माँ पर निर्भर है। अतः इस पूरी अवधि में माँ के आहार के पौष्टिक होने का पूरा ख्याल रखना चाहिए वह स्वयं अपना तथा गर्भ एवं स्तनपान के माध्यम से एक अन्य प्राणी-शिशु को पोषित कर रही है। इस अवधि में माँ के लिए प्रोटीनयुक्त (दूध, दाल, चना, पका केला आदि) भोजन का सेवन लाभकारी होता है। एक स्वस्थ माँ ही स्वस्थ शिशु को जन्म दे सकती है।

बच्चे एवं किशोर, जिनका शरीर तेजी से विकसित हो रहा होता है, उन्हें भी ज्यादा प्रोटीन एवं कैलोरी की ज्यादा आवश्यकता होती है। वयस्क (20 से 50 वर्ष) के शरीर में एक सन्तुलन की स्थिति आ जाती है। जबकि बढ़ती उम्र (50

वर्ष के बाद) में शरीर के उत्तकों में टूट-फूट और ह्रास बढ़ जाती है, जब प्रोटीन की अच्छी मात्रा स्वास्थ्यकारी सिद्ध होती है।

शरीर का पाचन-तंत्र आहार में लिए गए पोषक तत्वों का पाचन, अवशोषण करता है तथा अवशिष्ट को मल के रूप में विसर्जित करता है। स्वभावतः पेट के रोगों से बचने एवं उनसे मुक्त होने में खान-पान की भूमिका अहम् होती है।

भोजन को चबा-चबाकर धीरे-धीरे शान्तिपूर्वक खाने से यह बेहतर पचता है। इससे स्वाद, संतुष्टि एवं ऊर्जा ज्यादा मिलती है। भोजन की मात्रा भूख के अनुसार ही होनी चाहिए। ठूँस-ठूँस कर खाना, रोगों को आमंत्रित करना है।

ज्यादा घी-तेल एवं मसाले युक्त भोजन शरीर के लिए हानिकारक सिद्ध होता है। कम मात्रा में हल्का एवं सादा भोजन अमृत समान है।

बीमारी हो जाने की स्थिति में भोजन में कुछ परिवर्तन करके चिकित्सा ज्यादा प्रभावी की जा सकती है। उदाहरणार्थ पेप्टिक अल्सर हो जाने पर कुछ हफ्ते सादा, मसालारहित भोजन लिया जाए। पेट की यक्ष्मा (टी.बी.) हो जाने पर प्रारम्भिक दिनों में ठोस के बदले, तरल आहार लिया जाए।

वर्तमान युग का एक प्रमुख रोग मोटापा (Obesity) भोज्य पदार्थों में असन्तुलन तथा वसायुक्त आहार के अति प्रयोग का प्रभाव है। भोजन शरीर की आवश्यकता के अनुसार ही लेना चाहिए। इसे मनोरंजन का साधन बनाने का औचित्य नहीं है।

पेट की बीमारी होने पर पेट की पाचन शक्ति प्रायः घट जाती है, और गरिष्ठ भोजन (पूड़ी, पराठा, पुलाव, मांसाहार) पचाने में तकलीफ होती है। मियादी बुखार (Typhoid Fever), पेट की टी.बी., कै-दस्त (गैस्ट्रोइन्टेराइटिस) आदि बीमारियों में ठोस भोजन की बजाय कुछ दिनों तक तरल आहार (लिक्विड फूड यथा दूध, हार्लिक्स, पतली खिचड़ी, मांड़-भात) आदि लेने की सलाह दी जा सकती है और धीरे-धीरे बीमारी ठीक होने पर दाल-सब्जी-फल की मात्रा बढ़ाई जा सकती है।

छोटे बच्चे का भोजन

छोटा बच्चा, जिसके दाँत पूरी तरह विकसित नहीं रहते हैं, प्रायः खाना चबाने की बजाय निगलता चला जाता है। अतः इनका खाना, चावल-दाल आदि पूरी तरह या ज्यादा पका (Overcook) होना चाहिए। छोटे बच्चे के भोजन को हाथ या चम्मच से थोड़ा गूंथ (Mash) देना उचित होता है। खाना बनाते समय मिर्च-मसाला डालने के पहले, छोटे बच्चे का खाना अलग कर देना चाहिए।

शाकाहार

आधुनिक मानव के दाँतों, आँत एवं पाचन तंत्र की संरचना शाकाहार के लिए ज्यादा उपयुक्त है। हमारे मुँह में 'कैनाइन' दाँत छोटे होते हैं, जो मांसभक्षी जन्तुओं में बड़े तथा मजबूत हुआ करते हैं।

कुछ दशक पूर्व (1970-80 ई.) में ब्रिटेन में गायों को, जो मूलतः शाकाहारी होती हैं, मोटा एवं मांसल बनाने के लिए मांसाहार खिलाया जाता था। मांसाहार के प्रभाव से उनके मस्तिष्क की कोशिकाएँ नष्ट होने लगीं तथा इन बीमार गायों के मांस को खानेवाले मनुष्य भी 'क्रुजफेल्ट जैकब डिसीज' के शिकार हो गए, जिसमें उनके मस्तिष्क की कोशिकाएँ नष्ट हो गईं (Brain Damage)।

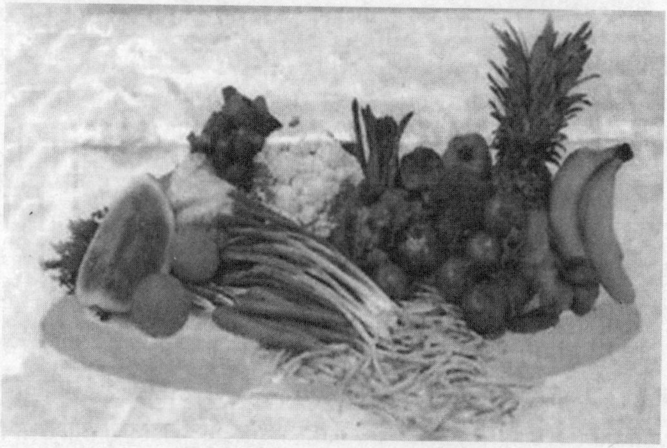

चित्र सं. 11–शाकाहार

अफ्रीका के न्यू गिनी देश के एक कबीलेवासी नरभक्षी थे। वे अपने कबीले के मृतकों का मांस एवं मस्तिष्क को भी खाते थे। इन कबीलेवासियों को 'कुरू' नामक बीमारी हो गई जिसमें उनका ब्रेन डैमेज हो गया तथा शरीर के अंगों, हाथ-पैर आदि से उनका नियंत्रण खत्म होने लगा।

मांसाहार को पचाना मनुष्य के लिए शाकाहार की अपेक्षा कठिन होता है। लिवर एवं गुर्दा (Kidney) की बीमारियों के इलाज में मांसाहार त्यागने से रोग नियंत्रण में आसानी होती है। मांसाहार मानव शरीर की प्राकृतिक संरचना से मेल नहीं खाती है।

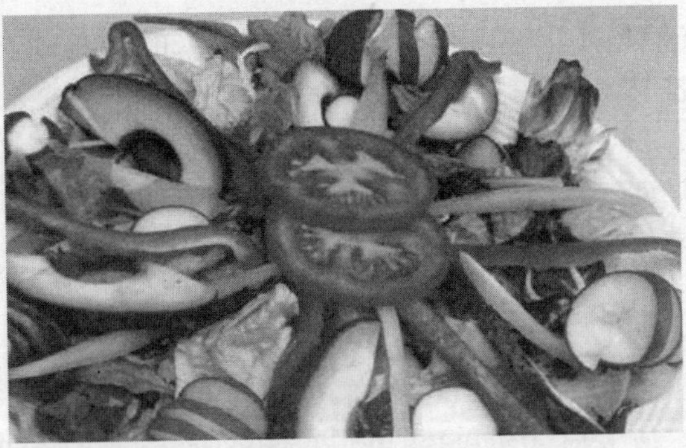

चित्र सं. 12–सलाद

शाकाहारी भोजन, जिसमें हरी सब्जियों, फल एवं सलाद की प्रचुर मात्रा हो, मानव शरीर के लिए सर्वोत्तम होता है। कच्ची और अंकुरित वस्तुएँ जैसे चना, सोयाबीन आदि से विटामिन-मिनरल की प्रचुर मात्रा शरीर को मिलती है। दिन भर में एक वयस्क के भोजन में लगभग आधा किलो मात्रा फल, सब्जी और सलाद मिलाकर होनी चाहिए। इनके प्रयोग से कम कैलोरी में पेट भरने की संतुष्टि होती है, सभी पोषण तत्व शरीर को मिलते हैं एवं आँतें गतिशील होकर कब्जियत दूर भगाती हैं। परम्परागत भारतीय विचारधारा के अनुसार शुद्ध एवं सात्विक भोजन लेने से हमारे विचार भी संयत, सामाजिक एवं संस्कारी बनते हैं।

अंकुरित करने की विधि

सर्वप्रथम चना, सोयाबीन या मूँग को अच्छी तरह पानी से धोएँ जिससे उन पर चिपकी गंदगी और धूल कण हट जाएँ। तब उसे रात भर के लिए स्वच्छ जल में भिगो दें। अगले दिन साफ मोटे कपड़े में बांध कर केवल दो-तीन घंटे तक खिड़की के पास सूर्य की रोशनी में रखें। शाम तक अंकुरण प्रारम्भ हो जाएगा और अगले दिन अंकुरित अनाज खाने योग्य हो जाएगा।

अंकुरण से अनाज में विटामिन 'बी' की मात्रा कई गुना बढ़ जाती है। इन में फाइबर की मात्रा भी अच्छी होती है जो पाचन तंत्र को क्रियाशील बनाती हैं।

भोजन के रेशे (फाइबर) की उपयोगिता

फलों, सब्जियों, आटे के चोकर, चना-मूँगफली के छिलकों आदि में रेशे (फाइबर) होते हैं। ये रेशे सेल्युलोज, हेमिसेल्युलोज, लिग्नीन एवं पेक्टीन आदि यौगिक

पदार्थों के बने होते हैं एवं पाचन की रसायनिक प्रक्रियाओं से अप्रभावित रहते हैं। रेशे शरीर को कैलोरी नहीं देते हैं, पर पेट भरने की अनुभूति देते हैं।

रेशेवाले भोजन का पाचन धीरे-धीरे होता है, अतः ये खून में शुगर का स्तर तेजी से बढ़ने नहीं देते हैं। फाइबर युक्त भोजन से कोलेस्टेरोल भी नियंत्रित होता है। यह कब्जियत और एसीडिटी घटाने में मदद करता है।

बर्तन

पुराने जमाने में हम लोहे, पीतल, तांबे एवं काँसे के बर्तनों का प्रयोग करते थे। बदलते युग के साथ अब स्टील, एल्युमिनियम एवं टेफ्लोन-कोटेड बर्तनों का प्रयोग बढ़ रहा है। माइक्रोवेव में शीशे तथा प्लास्टिक के बर्तनों को उपयोग में लाया जाता है।

ढलवाँ लोहे (कास्ट आयरन) के बर्तन-कड़ाही, तवा, कलछी के प्रयोग से लौह तत्व (Iron) की सूक्ष्म मात्रा शरीर में प्रवेश कर जाती है जो लाल रक्तकण के हीमोग्लोबिन के बनाने में काम आती है। हीमोग्लोबिन की सही मात्रा शरीर को ऊर्जावान (Energetic) बनाए रखने के लिए जरूरी है। घर में खाना पकाने के कुछ बर्तन, कच्चे लोहे के जरूर होने चाहिए। ध्यान रहे, आयरन की पूर्ति का यह लाभ स्टेनलेस स्टील के बर्तनों से नहीं मिलता है।

एल्यूमिनियम एवं टेफ्लोन के बर्तन तभी उपयोग में लाने चाहिए जब वे बहुत अच्छी क्वालिटी के हों। इन पदार्थों के बने साधारण बर्तनों से खुरचकर रसायनों की सूक्ष्म मात्रा भोजन में जाती है, वह हानिकारक हो सकती है।

पानी पीने के लिए प्रायः ताँबे के जग एवं ग्लास की अनुशंसा की जाती है। ऐसा माना जाता है इन बर्तनों में ताँबे के अणु कीटाणुनाशक का काम करते हैं, इनकी सूक्ष्म मात्रा शरीर को लाभ पहुँचाती है। ताँबा, जिंक, मैगनीशियम आदि की सूक्ष्म मात्रा हमारे पोषण का अंग हैं।

जल (Water)

एक सामान्य स्वस्थ वयस्क को प्रतिदिन लगभग आठ-दस ग्लास पानी पीना चाहिए। पानी शरीर की गंदगी मूत्र के माध्यम से निकालता है, त्वचा को नम रखता है एवं मल कड़ा होने से रोकता है। दोपहर के बाद होनेवाली थकान एवं कमजोरी का एहसास शरीर में जल की मात्रा कम होने से हो सकती है।

सादा पानी अरुचिकर होने पर थोड़ा नींबू या संतरा का कतरा डालकर पिया जा सकता है। कुछ फल जैसे संतरा, नाशपाती आदि में जल की मात्रा अच्छी होती है।

नारियल पानी (Coconut Water) में पोटाशियम लवण की मात्रा बहुत अच्छी होती है। गर्मी के दिनों में जब शरीर से पसीने के द्वारा पोटाशियम की कमी हो जाती है, नारियल पानी पीना बहुत फायदेमंद है। दस्त के मरीजों के लिए भी यह लाभकारी है। नारियल के पेड़ ऐसे समुद्रतटीय क्षेत्रों में ज्यादा पाए जाते हैं जहाँ उच्च आर्द्रता के कारण शरीर से ज्यादा पसीना छूटता है। कुदरत ने इनसानों के लिए विभिन्न स्थानों पर पेड़-पौधे भी उसी प्रकार के बनाए हैं जिस प्रकार की उन्हें जरूरत होती है।

नमक (Salt)

खाने में नमक का प्रयोग हल्का होना चाहिए। नमक के ज्यादा प्रयोग से रक्तचाप के बढ़ने (ब्लडप्रेशर हाई) होने की सम्भावना होती हे। अफ्रीका के जंगलों में बसे कुछ आदिवासी कबीले, जो नमक नहीं खाते हैं, उनमें उच्च रक्तचाप की शिकायत नहीं पाई जाती है। कुछ खाद्य पदार्थों, पापड़, अचार, चिप्स आदि में नमक की मात्रा अत्यधिक होती है, अतः इनका प्रयोग सीमित मात्रा में करना चाहिए। मूँगफली, भुट्टा, सलाद आदि को स्वादिष्ट बनाने के लिये नमक की बजाय नींबू तथा पिसी काली मिर्च का प्रयोग किया जा सकता है।

शरीर में सूजन, पेट में पानी हो जाने पर डॉक्टर की देख-रेख में नमक का सेवन कम करना चाहिए।

दही (Curd)

दही पेट की बीमारियों से बचने में मदद करता है। इसमें लैक्टो-बैसिलस नामक उपयोगी बैक्टीरिया होता है, जो आँत की झिल्ली में बीमारी करानेवाले बैक्टीरिया के प्रसार को रोकता है। लैक्टोबैसिलस आँत में 'बी' ग्रुप के विटामिन के बनने में भी मदद करता है।

दमा, साँस फूलने के जिन मरीजों को तकलीफ दही खाने से बढ़ जाती है, उन्हें इसका प्रयोग सीमित कर देना चाहिए। दही में स्वाद लाने के लिए नमक की बजाय पिसा जीरा या पिसी काली मिर्च डालने से अत्यधिक नमक के दुष्प्रभाव से बचा जा सकता है।

चाय (Tea)

चाय की सीमित मात्रा (2-3 कप प्रतिदिन तक) शरीर के लिए लाभप्रद होती है। इसमें 'क्वेरसिटीन' नामक पदार्थ होता है, जो शरीर से विषैले तत्वों को बाहर करता है।

चाय स्फूर्ति एवं उत्तेजना बढ़ाती है। परन्तु ज्यादा चाय पीने से नींद में कमी, पेट में जलन, एसिडिटी तथा हृदय गति तेज होने की शिकायत होती है।

चाय, नींबू की या दूध मिलाकर बनी होनी चाहिए, क्योंकि नींबू या दूध चाय में पड़े टैनिन नामक हानिकारक पदार्थ को शरीर में अवशोषित (Absorb) होने से रोकती है।

मसाले (Spices)

विभिन्न प्रकार के मसालों का प्रयोग भारतीय भोजन की प्रमुख विशेषता है। सूखे मसाले जीरा, धनिया, हल्दी, मेथी, काली मिर्च और लाल मिर्च तथा ताजे मसाले धनिया पत्ती, पुदीना, अदरख, सोआ पत्ता आदि सभी अन्यान्य प्रकार के गुणों से भरे हैं।

ये भोजन को रुचिकर बनाने के साथ-साथ पाचक, कीटाणुनाशक एवं रोग निरोधक का काम करते हैं। सावधानी की बात है कि खाने में मसालों का प्रयोग सीमित मात्रा में ही होना चाहिए, वरना भोजन में सब्जी (भिंडी, परवल आदि) के मूल स्वाद की बजाए केवल मसालों का ही स्वाद मिल पाएगा।

हल्दी (Turmeric) : हल्दी में पाए जानेवाले पीले पिग्मेंट 'कुकरामीन' (Cucuramin) में एन्टीबायोटिक जैसे प्रभाव हैं। हल्दी-चूने के लेप से चोट की सूजन घटती है, यह सर्वविदित तथ्य है। जॉन्डिस के मरीजों के लिए भी हल्दी का प्रयोग पूर्णतया सुरक्षित है, फिर भी अंधविश्वास के कारण प्रायः तीमारदार ऐसे रोगियों को हल्दी देना बंद कर देते हैं जिससे उनका भोजन बेस्वाद हो जाता है।

जीरा (Coriander) : जीरा भोजन को पचाने में मदद करता है तथा गैस की समस्या दूर करता है।

मिर्च (Chillies) : हरी एवं लाल मिर्च के सीमित मात्रा में प्रयोग से उदर में रक्त का प्रभाव बढ़ता है तथा पाचन क्रिया बढ़ती है। मिर्च में विटामिन 'सी' की मात्रा भी अच्छी होती है। मिर्च के अत्यधिक प्रयोग से पेट में जलन, एसिडिटी ओर पेप्टिक अल्सर की शिकायत हो सकती है।

मेथी (Fenugreek) : मेथी के दानों में आयरन की प्रचुर मात्रा होती है। इसमें भी गैसनाशक गुण है।

पुदीना : पुदीने की खुशबू लार ग्रन्थियों को सक्रिय बनाती है। लार में उपस्थित एन्जाइम, कार्बोहाइड्रेट के पाचन में मदद करता है। पुदीना के पत्ते और

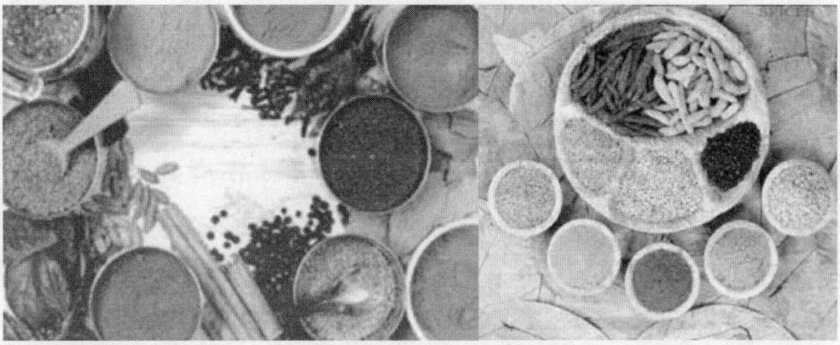

चित्र सं. 13–मसाले

अर्क गैस, सीने मे जलन और पेट दर्द की घरेलू दवा के रूप में कारगर है।

सौंफ : खाना खाने के बाद मुँह में सौंफ-चीनी रखने से लार बहकर पाचन में मदद करता है। सौंफ में उपस्थित एनियोल तत्व पाचक रसों की सक्रियता को बढ़ाता है।

अदरख (Ginger) : अदरख सर्दी, जुकाम एवं खाँसी का घरेलू इलाज माना जाता है। दमा के रोगियों के लिए जाड़े के मौसम में इसका प्रयोग अत्यंत हितकारी है।

अदरख में मौजूद 'जिंजरोन' (Gingerone) नामक तत्व में एन्टीबैक्टीरियल गुण समाहित है। अदरख, दालचीनी, तुलसी आदि के गुणों से प्रभावित हो, अब इन्हें चाय की पत्ती में मिलाकर बेचा जा रहा है।

इनके अलावा ताजे धनिया एवं कच्चा प्याज का प्रयोग भी भोजन की पौष्टिकता को बढ़ाता है। धार्मिक कारणों से वैष्णव हिंदू एवं जैन प्याज, लहसुन आदि का प्रयोग नहीं करते हैं, परन्तु इनमें भी कुछ लाभकारी प्रभाव है। प्याज एवं लहसुन में मौजूद तत्व रक्त में कोलेस्ट्रोल के स्तर को गिराते हैं तथा रक्त धमनियों में होनेवाली रुकावट को कम करते है। ये ब्लडप्रेशर एवं हाइ-कोलेस्ट्रोल के रोगियों के लिए लाभकारी है।

सोया की उपयोगिता : अभी हमारे भोजन में सोयाबीन और इसकी बनी सोया-नगेट, सोया-दूध आदि का प्रयोग, ज्यादा नहीं होता है। परन्तु सोया एक अत्यन्त उपयोगी भोज्य पदार्थ है। सोया में लौहतत्व प्रचुर होता है जो स्त्रियों में एनीमिया होने से रोकता है। यह प्रोटीन का बहुत अच्छा स्रोत है। प्रतिशत मात्र में अन्य दालों से इसमें ज्यादा प्रोटीन होती है।

फल या फलों का रस

प्रायः यह प्रश्न उठता है कि फल खाना ज्यादा स्वास्थ्यप्रद है कि फल से रस निचोड़ कर पीना।

जब हम फल खाते हैं तो फल के साथ उसमें उपस्थित सेल्यूलोज फाइबर भी शरीर में जाता है, जो पेट साफ रखने, कब्जियत खत्म करने एवं बड़ी आँत (Colon) के कैंसर से बचाता है।

फल खाने से पेट जल्दी भर जाता है तथा मुख्य भोजन जिसमें वसा (Fat) रहती है, की मात्रा घट जाती है। इस से वजन नियंत्रित रखने में मदद मिलती है।

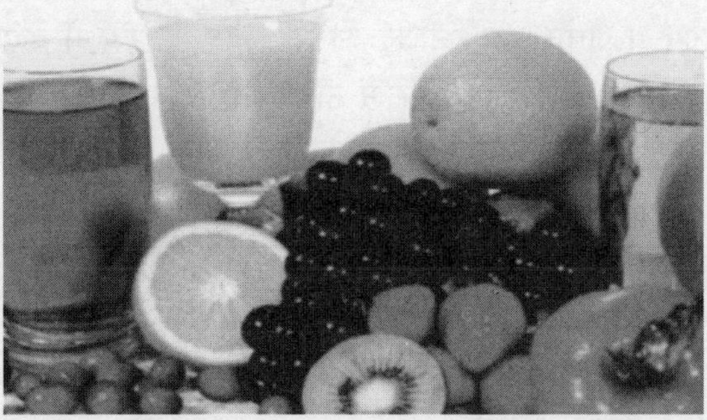

चित्र सं. 14–फल और रस

फल के रस में विशेषकर अगर उसमें चीनी डालकर मीठा किया गया है, तो शरीर में कैलोरी ज्यादा जाती है। हमारे लिए एक किलो सेव खाना संभव नहीं है, पर उससे निकले 200 मिली लिटर रस में, जिसमें एक किलो सेब के बराबर ही कैलोरी है, पीना आसान है।

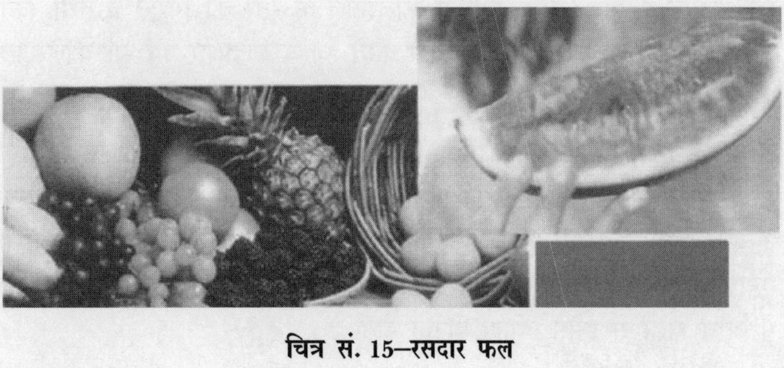

चित्र सं. 15–रसदार फल

फल खाने में की गई चबाने की प्रक्रिया भी कसरत का रूप है जो मसूढ़ों, चेहरे की मांस पेशियों को मजबूती प्रदान करती है।

बाजार के बोतलबंद या टेट्रापैक (Tetrapack) फलों के रस में कैलोरी के अलावा रासायनिक रंग तथा परिरक्षक (Preservative) मिले होते हैं जो शरीर के लिए हानिकारक हो सकते हैं।

इन सारे तथ्यों के आधार पर कहा जा सकता है कि फलों का सेवन उन्हें फल के रूप में खाकर करना चाहिए, बनिस्पत रस के रूप में पीकर। वैसे फलों के रस का सेवन भी स्वास्थ्यवर्द्धक है। केवल एसिडिटी के रोगियों को मौसमी, संतरा-नींबू आदि से, जिसमें साइट्रिक एसिड की मात्रा होती है, परहेज करना चाहिए।

खाद्य पदार्थों के रंगीन कण (Pigment, फ्लैविनायड्स)

फलों एवं सब्जियों में पाए जानेवाले कुदरती रंग, इसमें उपस्थित फाइटोकेमिकल्स के कारण होते है। ये केमिकल जिन्हें फ्लैविनायड्स भी कहते हैं, मेटाबॉलिज्म के दौरान बने नुकसानदेह तत्वों (Free Radical) से छुटकारा दिलाते हैं।

शरीर में लगातार ऐसी रासायनिक क्रियाएँ होती रहती हैं जिससे शरीर के उत्तक (Tissue) बनते हैं (Anabolism) या नष्ट होते हैं (Catabolism)। समग्र रूप से इन क्रियाओं को चयापचय (Metabolism) कहते हैं। भोज्य पदार्थ के रंगीन कण, बढ़ती उम्र में शरीर को क्षीण करने की प्रक्रिया

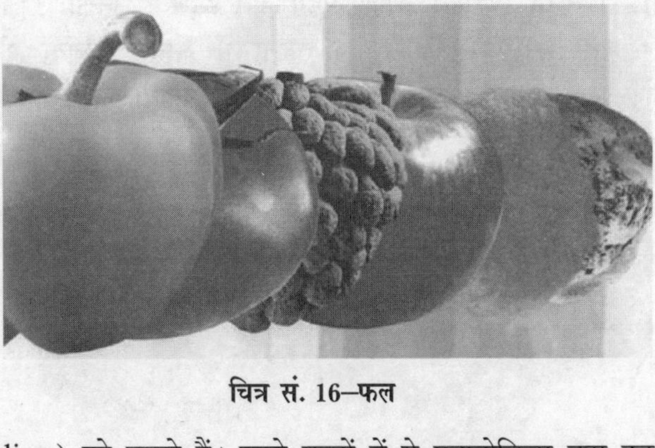

चित्र सं. 16—फल

(Catabolism) को घटाते हैं। बढ़ते बच्चों में ये एनाबोलिज्म बढ़ा कर वजन एवं कद बढ़ाने में मदद करते हैं। महिलाओं में रजोनिवृति (Menopause) के बाद जब स्त्री हारमोन की कमी होती है तथा मांसपेशियाँ तथा हड्डियाँ कमजोर

(ओस्टियोपोरोसिस) होने लगती हैं, इन रंगीन कण युक्त फल-सब्जियों का प्रभाव हारमोन सप्लीमेंट के समान होता है। पूरे परिवार के और विशेषकर बढ़ते बच्चों तथा कमजोर होते बुजुर्गों के भोजन में रंगीन कण युक्त फलों, सब्जियों का प्रयोग अत्यंत जरूरी है।

हरे खाद्य पदार्थों जैसे खीरा, ककड़ी, सेम, पालक, मटर, साग, हरी मिर्च आदि में ल्यूटीन (Luteine) एवं जैन्थिन (Xanthine) नामक फ्लैविनायड्स, विटामिन सी एवं आयरन की मात्रा प्रचुर होती है।

टमाटर में पाया जानेवाला लाइकोपीन (Lycopene), नारंगी-गाजर की बिटा-कैरोटीन (Beta-carotene) तथा स्ट्राबेरी की एन्थ्रोसायनीन (Anthrocyanin) आदि तत्वों में रोग रक्षक गुण विद्यमान हैं। ये हमें आंत्र रोग, हृदय रोग एवं कैंसर रोगों से बचाते हैं। पत्तागोभी एवं फूलगोभी में मौजूद तत्व (सल्फोराफेन) शरीर में कैंसररोधी तत्व बनाने में मदद करता है।

हमें अपने भोजन में बहुरंगी सब्जियों, फलों, चटनी आदि का प्रयोग पूरा करना चाहिए। आम, पपीता जैसे फल, बैंगन, भिंडी, परवल जैसी सब्जियाँ, धनिया-पुदीना की चटनी, और ककड़ी, खीरा, टमाटर की सलाद उपलब्धता के अनुसार सदैव खानी चाहिए।

फल बनाम सब्जी

सब्जियों की तुलना में फल ज्यादा महँगे होते हैं तथा उनकी उपलब्धता भी सीजनल होती है। परन्तु फलों की तुलना में सस्ते, सब्जियों में फाइबर, फाइटोकेमिकल्स तथा फ्लैविनायड्स सभी लाभकारी पदार्थों की मात्रा ज्यादा होती

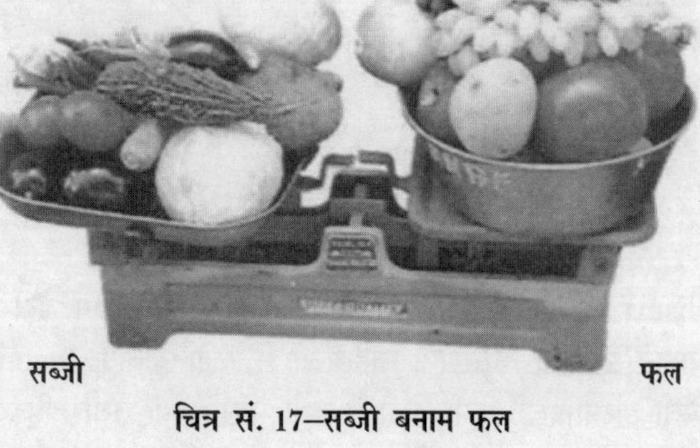

सब्जी फल

चित्र सं. 17–सब्जी बनाम फल

है। महँगा फल ज्यादा स्वास्थ्यवर्द्धक होगा, यह धारणा मिथ्या है। इसी प्रकार विदेशी फलों एवं बेमौसमी फलों से ज्यादा स्वास्थ्य लाभ की उम्मीद व्यर्थ है। सीजनल फलों का (आम, अमरूद, पपीता, गाजर आदि) जब उनके दाम उचित और कम होते हैं, सेवन अवश्य करना चाहिए।

भोजन की मात्रा एवं अन्तराल

भोजन की मात्रा : हमारे शरीर की कैलोरी जरूरत के हिसाब से होनी चाहिए। शारीरिक श्रम, कसरत, व्यायाम आदि में ऊर्जा ज्यादा खर्च होती है, जबकि घर या ऑफिस में बैठकर मानसिक कार्य करने से ऊर्जा बहुत कम खर्च होती है। मानसिक कार्य करने से थकान-तनाव हो सकता है, पर ऊर्जा का व्यय ज्यादा नहीं होता है। एक मजदूर, खेतिहर या कुली के भोजन में ज्यादा कैलोरी की जरूरत होती है, बनिस्पत ऑफिस में काम करनेवाले क्लर्क, ऑफिसर या डॉक्टर के।

हमें यह बात ध्यान में रखनी चाहिए कि हम **'जीने के लिए खाएँ'**, न कि **'खाने के लिए जिएँ'**।

हम जो भी भोजन ग्रहण करते हैं उसे चबाने, पचाने, अवशोषित करने एवं मल को बाहर निकालने में पाचन तंत्र के अंगो को कार्य करना पड़ता है। भोजन को आगे बढ़ाने के लिए आँत-अंतड़ियों की मांसपेशियों को मेहनत करनी पड़ती है। इन तथ्यों से जाहिर है ज्यादा भोजन करने पर हमारे पाचन तंत्र को ज्यादा कार्य करना पड़ेगा। उपरोक्त तथ्य का व्यावहारिक अर्थ है कि जब हम ज्यादा मात्रा में एवं गरिष्ठ भोजन करेंगे, शरीर उसे पचाने में ज्यादा समय लेगा और हम कब्जियत के शिकार हो जाएँगे। साथ ही खाना जब ज्यादा देर आँतों में रहेगा तो रासायनिक क्रियाओं के द्वारा गैस बनेगी एवं पेट फूलेगा। अतिभोजन से गैस, पेट फूलना, कब्जियत एवं मोटापा होता है।

प्रायः लोग भोजन को शरीर की कैलोरी जरूरतों को पूरी करने का साधन न समझ कर इसे मनोरंजन का साधन मान लेते हैं। शादी-ब्याह, उत्सव, पार्टी में छक कर खाते हैं और फिर गैस, खट्टी डकार, अपच एवं कब्जियत आदि के शिकार हो जाते हैं। समारोहों में विविध भोज्य पदार्थ उपलब्ध होने पर सभी वस्तुएँ अल्प मात्रा में स्वाद हेतु लेनी चाहिए, तब ही आप भोजन का आनंद ले पाएँगे एवं उपरोक्त तकलीफों से बच पाएँगे। अतिभोजन (Overeating) पेट की तकलीफ एवं बीमारी को बुलावा देना है। भोजन शरीर की जरूरत के हिसाब से होना

चाहिए। इसे आनंद का स्त्रोत बनाना उचित नहीं है।

हल्का भोजन करने से पाचन तंत्र को आराम मिलता है। बीच-बीच में एक दो दिन फलाहार, अल्पाहार करने से, नमक कम कर देने से शरीर में स्फूर्ति एवं हल्कापन रहता है। बच्चों के शरीर में विकास होता रहता है, अतः उन्हें भूख के हिसाब से पर्याप्त भोजन देना चाहिए। जबकि वयस्क एवं वृद्धों को भूख से थोड़ा कम खाना चाहिए।

यह सोचना गलत है कि ज्यादा खाने से हमें ताकत ज्यादा मिलेगी। हमें समझना चाहिए कि थकान, कमजोरी, तनाव का इलाज भोजन नहीं है, उसके लिए आराम एवं मानसिकता में परिवर्तन चाहिए। यह सत्य है कि अधिक खाना रोगों को न्योता देना है।

अन्तराल : सामान्यतया हम दिन में तीन बार (नाश्ता, दोपहर का भोजन एवं रात्रि भोजन) खाना खाते हैं। परन्तु बच्चे, जिनके शरीर के विकास के लिए ज्यादा कैलोरी एवं प्रोटीन की जरूरत है, तथा बुजुर्ग, जिनकी पाचन शक्ति कमजोर हो रही है, अपना आहार तीन की बजाय चार या पाँच बार में ले सकते हैं। बीमार व्यक्तियों को थोड़ी-थोड़ी मात्रा में हर दो-तीन घंटे पर खाना देना चाहिए।

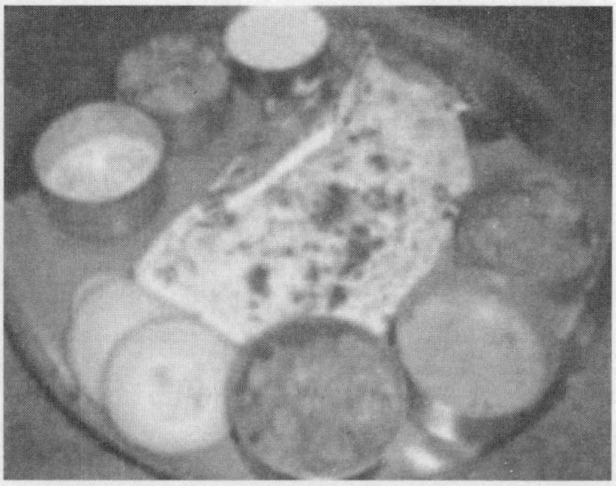

चित्र सं. 18–भारतीय भोजन

एक कामकाजी वयस्क को सुबह का नाश्ता सही ढंग से भरपूर मात्रा में करना चाहिए, जिससे काम के वक्त उसे पूरी ऊर्जा (Energy) मिलती रहे। कार्यस्थल पर लिया गया दोपहर का खाना हल्का होना चाहिए। रात्रि-भोजन सोने जाने के कम से कम दो घंटे पूर्व ले लेना चाहिए जिससे सोते समय आमाशय में भोजन एवं अम्ल कम रहे। इससे एसिडिटी (Acidity & Reflux) की तकलीफ कम होगी।

ऐसे वयस्क व्यक्तियों को, जिनका वजन सही है उन्हें भूख से थोड़ा कम खाना चाहिए। इससे वजन नियंत्रित रखने में मदद मिलती है। सामान्य वजन के वयस्कों को 'भर पेट' खाने की अवधारणा से बचना चाहिए।

घर में बनाए गए भोजन में भारतीय भोजन की थाली, पौष्टिक एवं पूर्ण आहार का उत्कृष्ट उदाहरण है। इस भोजन में रोटी-चावल से कार्बोहाइड्रेट, दाल से प्रोटीन एवं घी से वसा की आपूर्ति होती है। हरी सब्जी एवं सलाद से विटामिन एवं मिनरल्स मिलते हैं। चटनी-पापड़-अचार पाचक मसाले देते हैं ओर भोजन को स्वादिष्ट बनाते हैं। कहना अतिशयोक्ति नहीं होगा कि **'भारतीय भोजन की थाली–सबसे न्यारी।'**

आर्गेनिक खाद्य पदार्थ (Organic Food)

आधुनिक खेती में फसलों, साग-सब्जियों को उगाने के लिए प्रायः रासायनिक खाद (फर्टिलाइजर) एवं कीटनाशकों (पेस्टीसाइड) का प्रयोग किया जाता है। रसायन शास्त्र के अनुसार ये अकार्बनिक यौगिक (Inorganic Compound) हैं। इनके प्रभाव से उपज बेहतर होती है जो विश्व की बढ़ती जनसंख्या की खाद्य आवश्यकता को पूरी करने के लिए आवश्यक है। परन्तु उपरोक्त अकार्बनिक रसायन शरीर एवं पर्यावरण के लिए हानिकारक सिद्ध हो रहे हैं।

इनके विपरीत जब फसल इन केमिकल खादों और कीटनाशकों के प्रयोग किए बिना उपजाई जाती है तो उसे आर्गेनिक फूड (Organic Food) कहते हैं। आर्गेनिक फूड में फसल की पैदावार घट जाती है जिसे बढ़ाने के लिए प्राकृतिक पदार्थों जैसे गोबर की खाद तथा नीम पत्तों के कीटनाशक का उपयोग किया जाता है। ऐसे खाद्य पदार्थों की कीमत अवश्य कुछ ज्यादा होती है, परन्तु ये शरीर के लिए ज्यादा सुरक्षित हैं। कुछ चिकित्सा-शास्त्री गंगा-तटीय क्षेत्रों में जल एवं भोज्य पदार्थों में कीटाणुनाशकों की बढ़ी हुई मात्रा को इस क्षेत्र में गाल ब्लैडर के कैंसर के ज्यादा होने का कारण मानते हैं।

सुदूर पहाड़ियों एवं गाँवों में आधुनिक विकास का प्रभाव नहीं हुआ है, तथा खेती भी पुराने ढंग से की जाती है। वहाँ उपजाई जा रही फसलें–सब्जियाँ ऑर्गेनिक फूड के उदाहरण हैं। शरीर को स्वस्थ एवं निरोग रखने हेतू निःसन्देह हमें प्रकृति के समीप बढ़ना चाहिए एवं प्राकृतिक 'ऑर्गेनिक फूड' को बढ़ावा देना चाहिए।

उपवास (Fasting)

उपवास या व्रत मुख्यतया दो कारणों से किए जाते हैं :

1. धार्मिक आस्था के कारण 2. वजन घटाने के लिए

1. धार्मिक आस्था के व्रत-हिन्दू जन्माष्टमी, छठ, करवा-चौथ आदि के

अवसर पर धार्मिक अनुष्ठान के रूप में व्रत करते हैं। मुस्लिम साल में लगभग एक माह तक, रोजा के महीने में दिन का उपवास (सूर्योदय से सूर्यास्त तक) करते हैं।

धार्मिक आस्था का अपना महत्त्व है, परन्तु व्रत के कारण व्यक्ति की पाचन क्रिया पूरी तरह असंतुलित हो जाती है। भूख के कारण दर्द (Hunger Pain) हो सकता है और बिना भोजन के उपस्थिति के पित्त के आँत में आने से तकलीफ हो सकती है। जल का सेवन नहीं करने से व्यक्ति निर्ज्जलीकरण (Dehydration) का शिकार हो सकता है। अतः व्रत के दौरान भी फलाहार एवं जल का सेवन करते रहना उचित होता है।

2. वजन घटाने के लिए व्रत करने का कोई औचित्य नहीं है। प्रायः ऐसे व्यक्ति व्रत के बाद ज्यादा भोजन करके, छोड़ी गई कैलोरी की भरपाई कर लेते हैं। वजन घटाने के लिए रोजमर्रा के खाने में कमी एवं शारीरिक श्रम में बढ़ोतरी से सफलता मिलती है। वजन घटाने के लिए प्रयास प्रतिदिन करना होता है। एक-दो दिन के उपवास से इसमें कोई लाभ नहीं मिलता है।

वसा (घी-तेल) हमारे भोजन का आवश्यक तत्व है। हमारी कैलोरी जरूरत की 20 प्रतिशत अंश की पूर्ति वसा से होती है। वसा से हमें विटामिन 'ए', 'डी' एवं 'के' भी मिलता है। दुबले होने के लिए वसा का पूर्ण त्याग शरीर को हानि पहुँचा सकता है।

अध्याय-9

पेट रोगों से बचाव
(Prevention)

तनाव मुक्त जीवन, शारीरिक व्यायाम, योग, प्राणायाम, स्वच्छ-जल, पौष्टिक शाकाहारी भोजन एवं शराब-सिगरेट से परहेज करके पेट-रोग से बचा जा सकता है।

व्यायाम

शरीर के स्वस्थ रहने के लिए व्यायाम एवं घूमना-फिरना (Walking) अत्यन्त आवश्यक है। स्वस्थ शरीर में ही स्वस्थ मन एवं स्वस्थ आत्मा का वास होता है। प्रतिदिन व्यायाम करने से शरीर में चुस्ती-स्फूर्ति एवं चेहरे पर निखार आता है। दुर्भाग्यवश इस महत्त्वपूर्ण बात को जानते तो सभी हैं परन्तु प्रयोग में कम ही लोग लाते हैं।

प्रातःकाल शुद्ध वायु और शांत वातावरण में दो तीन किलोमीटर टहलना, खुले मैदान में जॉगिंग एवं दौड़ना और हल्के-फुल्के व्यायाम से हमारे दिनचर्या की शुरुआत होनी चाहिए। जिम (Gym), तैराकी, नृत्य, खेलकूद (फुटबाल, हॉकी, टेनिस) आदि में प्रति सप्ताह कम से कम तीन घंटे अवश्य बिताए जाने चाहिए। इन से शरीर के मस्तिष्क सहित सभी अंगों के रक्त संचार में वृद्धि होती है।

प्राणायाम एवं योगाभ्यास एक उन्नत प्रकार का व्यायाम है जो हृदय एवं फेफड़ों को मजबूत करने के साथ-साथ व्यक्ति की आत्मिक शक्ति को भी बढ़ाता है। व्यायाम में शरीर का हिलना-डुलना आवश्यक है, अतः ताश, कैरम, लूडो जैसे खेल व्यायाम की श्रेणी में नहीं रखे जा सकते हैं। ये घरेलू खेल मनोरंजन के साधन हो सकते हैं, परन्तु, शारीरिक श्रम नहीं कराते हैं।

आधुनिक जीवन शैली में, जैसे-जैसे विज्ञान हर कार्य हेतु उपकरण उपलब्ध करा रहा है, व्यक्ति की शारीरिक श्रम की प्रवृत्ति घटती जा रही है एवं मनुष्य स्थूल होता जा रहा है। शारीरिक श्रम के अभाव में मांसपेशियाँ कमजोर एवं अस्थियाँ हल्की होती जा रही है, (ओस्टियोपोरोसिस)। शारीरिक दुर्बलता के कारण बीमारियाँ ज्यादा हो रही है एवं अस्पतालों तथा क्लिनिकों में जनता की भीड़ बढ़ती जा रही है।

इस सामूहिक अस्वस्थता का इलाज भी सामूहिक व्यायाम के रूप में सम्भव है। विद्यालयों, छात्रावासों, कार्यालयों में प्रतिदिन बीस से तीस मिनट व्यायाम हेतु समय निर्धारित करके पूरे समूह के स्वास्थ को बेहतर बनाया जा सकता है। खड़े रहकर काम करने, ज्यादा से ज्यादा पैदल चलने एवं लिफ्ट की बजाय सीढ़ियों से चढ़-उतरकर के भी शारीरिक श्रम किया जा सकता है। नियमपूर्वक व्यायाम करना, साफ-सुथरे पर्यावरण एवं सामाजिक वातावरण में रहना ही रामबाण औषधि है, जो पूरे समाज को स्वस्थ रख सकता है।

जल एवं भोजन की स्वच्छता एवं शाकाहार आदि के बारे में बताया जा चुका है।

दवा-सेवन में सावधानियाँ

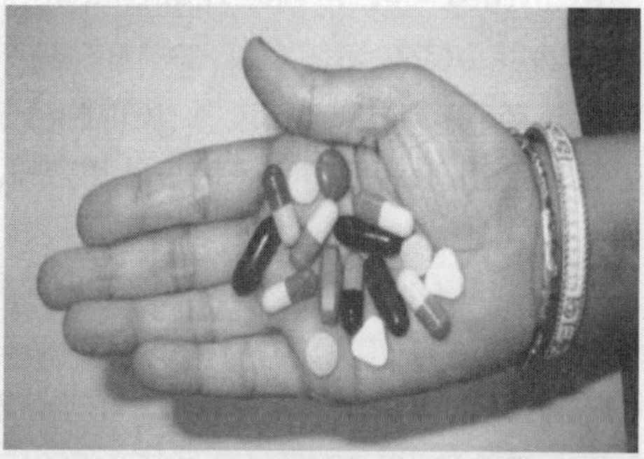

चित्र सं. 19–दवाएँ

दवाएँ हमारे जीवन शैली का अभिन्न अंग बन चुकी है। उच्च-रक्तचाप, मधुमेह एवं उच्च कोलेस्ट्रोल आदि को नियंत्रित करने की दवा, विटामिन ओर हारमोन की गोली तथा दिल के दौरे से बचने के लिए एस्पीरिन आदि खानेवालों की तादाद लगातार बढ़ती जा रही है। सरदर्द की दवा, तनाव की दवा, नींद की गोली और सुबह उठकर थकान मिटाने की दवा– इनका प्रयोग असीमित हो चुका है। रोग हो जाने की स्थिति में चिकित्सीय परामर्श एवं दवाओं का सेवन आवश्यक हो जाता है। कोई भी गोली (Tablet) या कैप्सूल निगलने के बाद कम से कम आधा ग्लास पानी अवश्य पीना चाहिए जिससे गोली भोजन नली (इसोफेगस) में न अटके। भोजन नली एवं आमाशय के जोड़ की

जगह (गैस्ट्रो-इसोफेजियल जंक्शन) पर गोली, कैपसूल के अटकने की सम्भावना रहती है। पानी के बिना गोली लेने से यह आमाशय या भोजन नली की झिल्ली को हानि पहुँचा कर गैस्ट्राइटिस और अल्सर करा सकती है। अंग्रेजी दवाओं के साथ पानी की पर्याप्त मात्रा लेने से आमाशय एवं आँत में दवा अवशोषित भी बेहतर होती है तथा दवा की बची मात्रा गुर्दों द्वारा, मूत्र में उत्सर्जित भी आसानी से होती है।

दर्दनाशक दवाएँ, यथा एस्पिरिन (Aspirin), निमुसेलाइड (Nimu-selide), डाइक्लोफेनाक (Diclofenac), तथा स्टीरायडस (Steroids) आमाशय की झिल्ली को नुकसान पहुँचा सकते हैं। इन दवाओं को खाली पेट लेने से हानि की ज्यादा सम्भावना रहती है, अतः इन्हें सदैव कुछ खाने के बाद ही लेना चाहिए। सामान्यतया अगर चिकित्सक का निर्देश स्पष्ट नही है, तो एलोपैथिक दवाएँ, कुछ खाने के बाद ही लेनी चाहिए। चिकित्सक से अपेक्षा की जाती है, कि वह दवा खाने के समय (यथा सुबह-शाम, खाली पेट, खाने के पहले या खाने के बाद आदि) के बारे में स्पष्ट निर्देश दे।

ऐसे व्यक्ति जो कई दवाएँ ले रहे हों, (जैसे शुगर, ब्लड प्रेशर, हृदय रोग की) या कई विधाओं की दवा ले रहे हों (ऐलोपैथी, आयुर्वेदिक, होम्योपैथी) उन्हें अपने चिकित्सक को सभी दवाओं के बारे में स्पष्ट जानकारी देनी चाहिए जिससे उन दवाओं की आपसी प्रतिक्रिया (Drug Interaction) के सम्बन्ध में सही निर्णय लिया जा सके।

दवा खरीदते समय यह सुनिश्चित कर लेना चाहिए कि ये अच्छी कम्पनी एवं खराब होने की तिथि (एक्सपायरी डेट) के पूर्व की है। 'एक्सपायरी डेट' के बाद दवा लेने से वह पर्याप्त प्रभावी नहीं होगी एवं कुछ हानि भी पहुँचा सकती है।

कभी-कभी दवा लेने के बाद शरीर में खुजली होने लगती है तथा चमड़ी में लाल दाने-चकत्ते निकल आते हैं। साथ में व्यक्ति को साँस फूलने, चक्कर आने जैसी गम्भीर तकलीफें भी हो सकती हैं। ये सभी उस व्यक्ति के दवा विशेष से एलर्जिक होने के लक्षण हैं।

इन लक्षणों के दिखने पर दवा का सेवन तुरन्त रोककर परामर्शी चिकित्सक से सम्पर्क करना चाहिए। भविष्य में इन दवाओं का सेवन दुबारा नहीं करना चाहिए। किसी भी चिकित्सक से डॉक्टरी सलाह लेते समय अपनी एलर्जी की जानकारी दे देनी चाहिए, जिससे वह उस रसायन की दवा आपको देने से परहेज करे।

अध्याय-10

जल (पानी) एवं जलजन्मित (वाटर-बोर्न) रोग
(Water & Water borne Diseases)

एक कहावत है–'जल ही जीवन है'। यह मात्र एक कहावत नहीं, अपितु यथार्थ एवं सत्य है। वयस्क मानव के शरीर का लगभग साठ प्रतिशत एवं शिशुओं में लगभग पचहत्तर प्रतिशत भाग जल होता है। शरीर के सभी महत्त्वपूर्ण द्रव्यों, जैसे खून, पाचक रस, लार, आँसू, मूत्र आदि का बड़ा भाग जल होता है।

हमारे शरीर के प्रायः सभी पोषक तत्व, यथा एमीनो एसिड, ग्लूकोज, विटामिन, खनिज धातु (मिनरल) आदि जल में घुलनशील होते हैं एवं जल के माध्यम से ही शरीर की कोशिकाओं में प्रवेश करते एवं इनसे बाहर निकलते हुए एक संतुलन की स्थिति बनाए रखते हैं।

हम भोजन के तरल रूप दाल, दूध, जूस तथा सीधे पानी पीकर जल ग्रहण करते हैं। दूसरी तरफ शरीर से जल साँस के द्वारा, पसीना, मूत्र एवं मल से बाहर निकलता है। शरीर के द्वारा ग्रहण किए गए एवं ह्रास किए गए जल के बीच संतुलन बनाए रखने का कार्य गुर्दों के द्वारा किया जाता है, जो यह कार्य मूत्र की मात्र बढ़ा-घटा कर करते हैं।

हमारी दैनिक आवश्यकता की जल की मात्रा, उम्र, शारीरिक गतिविधि, वातावरण के आर्द्रता-तापमान एवं अन्य कुछ कारकों (यथा स्त्रियों में गर्भावस्था) पर निर्भर करती है। वयस्कों में भोजन के साथ लिए गए अंश को मिलाकर जल की आवश्यक मात्रा दो से चार लीटर प्रतिदिन हो सकती है।

कम पानी पीने, अधिक पसीना, कै-दस्त, अतिमूत्रता आदि के कारण हमारे शरीर में जल की कमी हो सकती है और हम निर्ज्जलीकरण (डिहाइड्रेशन) के शिकार हो सकते हैं। शरीर के जलांश में बीस प्रतिशत से ज्यादा कमी जान के लिए खतरनाक सिद्ध हो सकती है। शरीर में जल की कमी होने पर प्यास लगती

है, जो मस्तिष्क के द्वारा शरीर में जल की कमी होने का सिग्नल है।

शरीर में जल की अधिकता होने पर सूजन आ सकती है एवं पेट में छाती की झिल्लियों में पानी जमा हो सकता है।

जल एक माध्यम (मीडियम) है जो आँतों में पोषक तत्वों के अवशोषण के लिए अत्यंत जरूरी है, पर साथ ही अशुद्ध जल अपने साथ हमारे शरीर में बीमारियों के कीटाणुओं को भी प्रभाव करा सकता है। अस्वच्छ जल का सेवन हमारे शरीर में होनेवाली लगभग आधी बीमारियों का कारण है।

प्रदूषित जल से होने वाली प्रमुख संक्रमणकारी बीमारियाँ

क. **प्रोटोजोआ** - अमीबियासिस, जियार्डियासिस

ख. **बैक्टीरिया** - डिसेंट्री (शिजेला), मियादी बुखार (टायफायड), हैजा (कॉलरा)

ग. **वायरल** - वायरल डायरिया, पोलियो, हेपेटाइटिस 'ए' एवं 'ई'

घ. **कृमि रोग** - केंचुआ (राउंड वर्म), सूता कृमि (थ्रेड वर्म), अंकुश कृमि (हुक वर्म), फीता कृमि (टेप वर्म) आदि।

प्रोटोजोआ (अमीबा, जियार्डिया) जनित आँत के रोग (अमीबियासिस, जियार्डियासिस) में बार-बार पतला मल आता है। आँत में जल अवशोषित नहीं हो पाता है तथा खाना भी अनपचा रह जाता है।

बैक्टीरिया संक्रमण के कारण हुई पेचिश (डिसेंट्री) में मल की मात्रा तो थोड़ी रहती है, पर बार-बार मरोड़ देकर चिकनाहट एवं खून से मिला पाखाना होता है। बैक्टीरिया के एक प्रकार (विब्रियो कॉलरी) के संक्रमण से हैजा होता है जिसमें माड़ के समान (राइस वाटर) दस्त के साथ उल्टी होती है और रोगी कुछ ही घंटों में पस्त हो जाता है, मरणासन्न हो सकता है। वायरल संक्रमण के कारण भी शिशुओं में पतला दस्त हो सकता है।

प्रदूषित जल से होनेवाले रोग में कृमि के प्रकोप का विवरण :

पेट के कृमि (Worms in Gut)

अशुद्ध जल एवं भोजन के माध्यम से हमारे शरीर के पाचन तंत्र में अनेक प्रकार के कृमि प्रवेश कर जाते हैं तथा आँत की अन्दरूनी झिल्ली में बसेरा कर लेते हैं। ये मनुष्य के शरीर से पोषण तत्वों को निचोड़ कर उसे बीमार कर देते हैं। आँत

में निम्न प्रकार के कृमि पाए जाते हैं :

1. केंचुआ - राउण्डवर्म (Round Worm)
2. सूताकृमि - थ्रेडवर्म (Thread Worm)
3. अंकुश कृमि - हुक वर्म (Hook Worm)
4. फीता कृमि - टीनिया (Taenia Solium or Saginata)
5. अन्य - व्हिप वर्म, ट्राईक्यूरिस (Trichuris) आदि।

(1) **राउंडवर्म या केंचुआ :** अनुमान लगाया जाता है कि विश्व की लगभग एक चौथाई आबादी हर समय इससे पीड़ित रहती है। ये कृमि कई इंच लम्बे होते हैं एवं जोड़ों में आँत में बसेरा करते हैं, तथा अपच, पेट दर्द, पतले दस्त कराते हैं। कृमि के जीवन चक्र में इसके लार्वा यकृत होते हुए श्वास नली तक जाते हैं जहाँ वे साँस की बीमारी पैदा कराते हैं।

(2) **थ्रेडवर्म :** धागे के टुकड़ों के समान ये कृमि बच्चों के गुदा-मार्ग के समीप दिख सकते हैं। ये बड़ी आँत एवं मलाशय (Rectum) में रहते हैं तथा कुपोषण के साथ बच्चों के गुदामार्ग पर खुजली कराते हैं।

थ्रेडवर्म अपने अंडों के सूक्ष्म कण गुदा मार्ग के समीप छोड़ते हैं, जो खुजलाते वक्त बच्चों के नाखून में आ जाते हैं। जब बच्चा उँगली चूसता है या खाना खाता है, ये अंडे मुँह के द्वारा पाचन तंत्र में प्रवेश कर पुनः नए कृमियों को जन्म देते हैं एवं संक्रमण का चक्र बना रहता है। यह संक्रमण गुदाद्वार से मुँह तक (Anus to Mouth) बच्चे की अपनी उँगलियों के माध्यम से पहुँचता है।

संक्रमण के इस चक्र को तोड़ने के लिए (1) बच्चों के नख काटते रहना चाहिए, (2) कुछ भी खाने के पूर्व उनका हाथ अच्छी तरह धुलाना चाहिए एवं (3) इलास्टिक युक्त जांघियाँ पहनाना चाहिए जिससे अगर वे गुदा मार्ग खुजलाएँ, तो कपड़े के ऊपर से खुजलाएँ और उनके नख में सूता कृमि के अंडे न आएँ।

(3) **हुक-वर्म :** अंकुश कृमि के शरीर में प्रवेश करने का मार्ग बहुत अजीब होता है। नंगे पाँव चलनेवालों, खुले में शौच करनेवालों तथा कीचड़ में काम करने वालों के पैरों की त्वचा से हुक-वर्म के लार्वा शरीर में प्रवेश करते हैं तथा शिराओं (Veins) एवं लसिका वाहिनियों से होते हुए फेफड़े में पहुँचते हैं जहाँ से गला-कन्ठ-आमाशय होते हुए पक्वाशय/मध्य आँत (ड्यूडेनम/जेजुनम) में ये डेरा जमा लेते हैं। अंकुश कृमि आँत की झिल्ली से रक्त चूसकर एवं रक्त स्राव कराके रक्ताल्पता (एनीमिया) कराते हैं।

(4) टेप वर्म (कद्दूदाना, फीता कृमि, टीनिया सोलियम) : ये कृमि आँत में फीते के रूप में रहते हैं एवं इनके टुकड़े मल में कद्दू के बीज के समान दिखते हैं। यह बीमारी संक्रमित सूअर के मांस (पोर्क) या गाय के मांस (बीफ) के खाने से होती है।

टेप वर्म भोजन से पोषण छीनकर व्यक्ति को कमजोर बनाता है। कभी-कभी इसका लार्वा रक्त द्वारा प्रवेश कर मस्तिष्क में न्यूरो-सिस्टीसारकोसिस (Neuro-cystisercosis) नामक बीमारी करा सकता है जिसमें प्रभावित व्यक्ति को मिर्गी के दौरे आने लगते हैं।

जलजन्मित रोगों एवं कृमि से बचाव

शरीर में जल जन्मित रोगों कृमि का प्रकोप मुख्यतया (क) अशुद्ध जल तथा (ख) प्रदूषित कच्चे भोज्य पदार्थों के सेवन के कारण होता है।

(क) जल आपूर्ति की पाइपें कई जगहों पर नालों-सीवर के बीच से गुजरती है। पाइपें पुरानी होने के कारण टूटी-फूटी होती हैं तथा इनके जोड़ों पर रिसाव होता रहता है। जब इन पाइपों के भीतर में पानी तेजी से गुजरता है, वे जोड़ों से बाहर के नालों का गंदा पानी भी खींच लेती है। इस प्रकार के जल-प्रदूषण के कारण हेपेटाइटिस 'ए' एवं 'ई' की महामारियाँ हो चुकी हैं। नदियों का जल प्रदूषित होने के कारण कई स्थानों पर धरती के अन्दर की जल सतह (वाटर-टेबुल) भी प्रदूषित हो चुकी है।

अतः कृमि संक्रमण एवं अन्य जल जन्मित (Water-Borne) रोगों से बचने के लिए पानी को फिल्टर, एक्वागार्ड या आर. ओ. सिस्टम से साफ कर के प्रयोग में लाना चाहिए। स्कूल, ऑफिस, क्लिनिक, रेलवे स्टेशन आदि पर भी ऐसी स्वच्छ जलापूर्ति की ऐसी व्यवस्था करने का प्रयास करना चाहिए।

(ख) जो खाद्य पदार्थ उबाले या गर्म नहीं किए जाते हैं, जैसे चटनी, मूली, सलाद, फल आदि, इनके द्वारा जीवाणु ओर कृमि के कण (अंडा या स्पोर के रूप में) शरीर में प्रवेश कर जाते हें ओर रोग कराते हैं। धनिया, मूली, पालक, सब्जियों, फलों को साफ पानी से दो-तीन बार अच्छी तरह धोकर ही चटनी-सलाद-सब्जी बनानी चाहिए। खोमचे-ठेले से बिना धुले फल (अमरूद, नारियल गरी, खीरा, काबुली चना) खाने से कृमि रोग की सम्भावना बढ़ जाती है।

अध्याय-11

विविध
(Miscellaneous)

भोज्य पदार्थ से एलर्जी (Food Allergy)

आम भाषा में जब हम किसी बात, वस्तु या व्यक्ति को बहुत ज्यादा नापसन्द करते हैं तो कह देते हैं, मुझे इससे एलर्जी है।

हमारा शरीर भी जिन खाद्य पदार्थों और दवाओं को नापसन्द करता है उन्हें लेने पर शरीर में लाल-लाल दानें, चकत्ते, जुलपित्ती हो जाती है। यह शरीर द्वारा उस रसायन को नापसन्द करने की निशानी एवं इसके फलस्वरूप की गई प्रतिक्रिया है। उसी प्रकार कभी-कभी खाने की वस्तुओं से भी एलर्जी हो सकती है। अंडा, मछली, झींगा एवं बेरी, मशरूम आदि खाने के बाद किसी किसी के शरीर में चकत्ते आ जाते हैं। इन वस्तुओं में उपस्थित प्रोटीन को शरीर पराया मान कर उसे अस्वीकार (Reject) कर देता है।

कभी-कभी अंडे या मछली के प्रोटीन से एलर्जी इतनी तीव्र होती है कि प्रभावित व्यक्ति की साँस फूलने लगती है और अस्थमा का दौरा पड़ जाता है। दौरे की चरम अवस्था में साँस फूलने, दम घुटने से व्यक्ति बेहोशी और नीला पड़ सकता है एव उसकी जान भी जा सकती है।

बच्चों में किसी खाद्य पदार्थ से एलर्जी होने पर उसका सेवन करने पर पेट दर्द, दस्त और उल्टी हो सकती है। आजकल बोतलबंद एवं डिब्बाबंद भोज्य पदार्थों, विशेषकर सॉस, केचप, जैम, जेली में नाना प्रकार के रसायनिक रंग, स्वाद कारक एवं संरक्षक पदार्थ (फ्लेवरिंग एजेन्ट एवं प्रिजर्वेटिव) मिलाए जाते हैं, जो एलर्जी का कारण हो सकते हैं।

चावल एवं दाल से एलर्जी लगभग नहीं के बराबर होती है परन्तु दाल की चमक बढ़ाने के लिए की गई पॉलिश में प्रयोग किए गए रंग कणों तथा रसायनों से एलर्जी संभव है।

सीलियक डिजीज (Coeliac Disease) : भारतवर्ष के उत्तरी राज्यों में कुछ बच्चों एवं वयस्कों में गेहूँ के आटे से एलर्जी पाई गई है। गेहूँ के आटे में पाए जानेवाले ग्लूटेन नामक पदार्थ से एलर्जी के रोग को सीलियक डिजीज कहा जाता है। यह रोग भोज्य पदार्थ से एलर्जी का अनूठा उदाहरण है। गेहूँ, बार्ली और ओट में पाए जानेवाले ग्लूटेन से शरीर में प्रतिक्रिया के परिणाम स्वरूप छोटी आँत की झिल्ली सूख जाती है। छः-सात माह का बच्चा जब माँ के दूध से हटकर अन्नप्राशन के पश्चात अनाज खाना शुरू करता है, तब यह समस्या सामने आती है। बच्चे का पेट फूलना, बार-बार ज्यादा मात्रा में मल होना, कमजोरी, चिड़चिड़ाहट आदि इसके लक्षण हैं। सीलियक डिजीज एक जेनेटिक रोग है। जन्मजात रूप से जीन परिवर्तित होने से यह रोग होता है, भले ही कुछ लोगों में यह रोग वयस्क होने पर परिलक्षित हो। इसके निदान के लिए एन्डोस्कोपी के द्वारा पक्वाशय (ड्यूडेनम) के उत्तक को निकालकर बायप्सी करनी होती है।

सिलीयक डिजीज का इलाज

गेहूँ के आटे से एलर्जी के इस रोग की कोई दवा उपलब्ध नहीं है। ऐसे रोगी को अपने भोजन में बदलाव लाना होता है। चावल के व्यंजन (भात, इडली, डोसा और खीर आदि), बेसन, मक्के, बाजरे और कट्टू के आटे की रोटी, फल, सब्जी, दूध आदि लेकर अपना पोषण सुनिश्चित करना होता है। उन्हें बिस्किट, कुकीज, बर्गर, पिज्जा, ब्रेड, सिंवई, गेहूँ की दलिया आदि से परहेज करना होता है। बच्चे को इन भोज्य पदार्थों से रोक नहीं पाने की स्थिति में पूरे परिवार के ही भोजन में परिवर्तन लाना पड़ सकता है।

भौतिक विविधता

विश्व के विभिन्न क्षेत्रों में अलग-अलग खाद्य पदार्थों से एलर्जी होने की सम्भावना रहती है। फिनलैंड में मछली से, जापान में चावल से, जबकि उत्तर भारत में गेहूँ के आटे से एलर्जी की घटनाएँ ज्यादा होती हैं। इन क्षेत्रों में उस वस्तु विशेष का सेवन ज्यादा होता है और आबादी के एक-दो प्रतिशत लोग, जिन्हें उस पदार्थ से एलर्जी होती है, अपना लक्षण दिखाते हैं।

भोज्य पदार्थ से एलर्जी का अर्थ होता है जब भी उसका सेवन किया जाए, पेट सम्बन्धित तकलीफ हो जाए। इसे फूड पॉयजनिंग एवं इन्टालरेन्स से अलग समझना होगा। फूड पॉयजनिंग में खाने में संक्रमण एवं सड़न के कारण दस्त, कै, पेट दर्द की शिकायत होती है। (पृ. 34)

इन्टालरेन्स प्रायः दूध में पाए जानेवाले कार्बोहाइड्रेट लैक्टोज को पचाने की क्षमता में कमी होने से होती है। (पृ. 85)

गुदा मार्ग की बीमारियाँ (Diseases of Anus)

गुदा मार्ग (Anus) के आसपास होनेवाली प्रायः सभी बीमारियों के लक्षण एक समान होते हैं इनके लक्षण हैं—गुदा मार्ग में दर्द, मल में रक्त एवं कब्जियत।

1. **गुदा का छिल जाना (Anal Fissure) :** कड़े मल का शौच के होने के बाद कभी-कभी गुदा मार्ग की पिछली दीवार में दरार पड़ जाती हैं। बाद में कीटाणुओं के संक्रमण के कारण वहाँ घाव भी बन सकता है। ऐसे में रोगी को शौच के समय तीव्र दर्द तथा शौच के बाद बूँद-बूँद खून टपकने की शिकायत हो सकती है।
2. **बवासीर (Piles) :** इस बीमारी में गुदा मार्ग के आस पास मस्से जैसे उभार हो जाते हैं जो सूजी हुई रक्त नलिकाएँ हैं। रोगी को मस्सों में दर्द, कब्ज होता है और पेट में वायु जमा हो जाती है। जब बवासीर से खून गिरने लगता है तो उसे खूनी बवासीर (Haemorrhagic Piles) कहते हैं।
3. **गुदा शोथ (Proctitis & Anorectal Abscess) :** इस बीमारी में गुदा मार्ग के चारों तरफ कीटाणु संक्रमण के कारण घाव बन जाता है। मरीज को गुदा मार्ग के समीप दर्द होता है और तेज बुखार आता है।

उपरोक्त साधारण बीमारियों के अलावा, गुदा मार्ग में गम्भीर बीमारी (यक्ष्मा, कैंसर आदि) भी हो सकती हैं।

गुदा मार्ग की बीमारियों का सही इलाज एक विशेषज्ञ के द्वारा ही सम्भव है, जो उस क्षेत्र को, आँखों से एवं मशीन (Procto-Sigmoidoscope) से देखकर सही निर्णय ले सकता है। लाज एवं शर्म के कारण नीम-हकीमों (Untrained person) से इलाज एवं आपरेशन कराना रोगी के लिए प्रायः हानिकारक सिद्ध होता है।

इरिटेबल बॉवल सिन्ड्रोम (Irritable Bowel Syndrome)

कुछ व्यक्ति जो ऊपरी तौर पर स्वस्थ नजर आते हैं, सदैव पेट में दर्द, कब्जियत या दस्त की शिकायत करते रहते हैं। महीनों या वर्षों से इस तकलीफ को सहने के बावजूद उनके वजन में गिरावट नहीं आती है। उनकी सभी डॉक्टरी जाँच

पड़ताल यथा खून एवं मल जाँच, एक्सरे, अल्ट्रासाउंड, सिग्मायडोस्कोपी आदि भी ठीक (Normal) निकलती है। इस व्याधि को डॉक्टर, इरिटेबल बॉवल सिन्ड्रोम की संज्ञा देते हैं जिसका शाब्दिक अर्थ है–आँतों का चिड़चिड़ाना।

ऐसा माना जाता है कि मानसिक तनाव के कारण, आँतें भी तनावग्रस्त हो जाती हैं और उनकी गतिशीलता प्रभावित हो जाती है। ध्यान देने योग्य बात है कि इन मरीजों में भूख की कमी, बुखार, वजन में गिरावट और मल में खून का आना जैसे लक्षण नहीं होते हैं। प्रायः ऐसे मरीज भय, अवसाद, हीन भाव, नर्वसनेस, तनाव, चिन्ता, परेशानी जैसे मनोवैज्ञानिक लक्षणों से ग्रस्त होते हैं। ऐसे कुछ मरीजों में कैंसर होने का भय समाया रहता है।

प्राणघातक बीमारी से ग्रस्त नहीं होने के बावजूद 'इरिटेबल बॉवल सिन्ड्रोम' के रोगी पेट की तकलीफ से परेशान और बेचारे नजर आते हैं।

ऐसे मरीजों को मनोवैज्ञानिक सहारे और लक्षण आधारित दवाओं से लाभ पहुँचता है। भोजन में रेशे (Fibre) युक्त खाद्य पदार्थों की मात्रा बढ़ाने से भी लाभ हो सकता है।

दूध एवं लैक्टोज इन्टोलरेन्स (Lactose Intolerance)

दूध हमारे भोजन का आवश्यक हिस्सा है। यह प्रोटीन, कैलोरी एवं विटामिन के अलावा कैल्शियम का भी महत्त्वपूर्ण स्रोत है। कैल्शियम हड्डियों की मजबूती के लिए जरूरी होता है। बच्चों एवं गर्भवती माँ को कैल्शियम की ज्यादा आवश्यकता होती है जिसे दूध के द्वारा पूरा किया जाता है। शाकाहारियों के लिए दूध का सेवन ज्यादा जरूरी है, क्योंकि उनकी प्रोटीन की जरूरत इसी से पूरी हो पाती है। दूध ही एक ऐसा प्राकृतिक भोजन है जिसमें शरीर के लिए आवश्यक लगभग सभी पोषक तत्व, केवल आयरन एवं विटामिन B_{12} छोड़कर, मौजूद हैं।

सामान्यतया दूध, गायों एवं भैंसों से प्राप्त किया जाता है। कुछ स्थानों पर भेंड़, बकरी, ऊँटनी और रेंडियर से भी दूध दुहा जाता है। ये सभी प्राणी स्तनधारी हैं एवं मूल रूप से अपने शिशुओं के लिए दूध पैदा करते हैं।

नवजात एवं एक वर्ष तक के शिशु के लिए माँ का दूध सर्वोत्तम होता है।

गाय के दूध में लगभग 87% पानी, 3.7% वसा, 3.5% प्रोटीन, 5% लैक्टोज तथा खनिज एवं विटामिन होते हैं। अलग-अलग पशुओं के दूध में इन पदार्थों की मात्रा कुछ बदल सकती है।

दूध जल्दी खराब होनेवाला पदार्थ है। पर उबाल कर रखने से यह ज्यादा देर तक टिक सकता है। ठंडे तापमान आठ डिग्री सेंटीग्रेड से नीचे रखा गया दूध लम्बे समय तक खराब नहीं होता है, इसी कारण एक शहर से दूसरे शहर भेजने के लिए विशेष शीतलीकृत वाहनों का प्रयोग किया जाता है।

पास्चुराइजेशन (Pasteurisation)

दूध को कीटाणुमुक्त करने की प्रक्रिया का नाम महान् जीव वैज्ञानिक लुई-पास्चर के नाम पर रखा गया है। उन्होंने खमीर उठने की प्रक्रिया का रहस्य बताया था और सिद्ध किया था कि वायुमंडल में भी बैक्टीरिया विद्यमान हैं।

इस प्रक्रिया में दूध को 60-62 डिग्री सेंटीग्रेड तापमान पर 20-30 मिनट उबालते (Simmer) हैं। तब उसका तापमान बढ़ाकर 80 डिग्री सेंटीग्रेड ले जाते हैं, और फिर दूध को तेजी से ठंडा कर देते हैं। इस तापमान में परिवर्तन के कारण बैक्टीरिया की प्रोटीन जम (Coagulate) जाती है तथा ट्यूबरकुलोसिस सहित सभी बैक्टीरिया का नाश हो जाता है। इस जीवाणुरहित दूध के सेवन से आँतों के संक्रमण (Infection) का खतरा बहुत घट जाता है। जिन क्षेत्रों में पास्चुराइज्ड दूध उपलब्ध है वहाँ इसी दूध का सेवन करना चाहिए। क्षय रोग (टी. बी.) से ग्रसित गाय का दूध पीने से मनुष्य को भी पेट की टी. बी. (आंत्र क्षय) हो सकती है। आजकल गायों-भैसों को आक्सिटोसिन (Oxytocin) की सूई लगाकर दूध की मात्रा बढ़ायी जाती है जिससे उसकी गुणवत्ता भी घट जाती है।

ध्यान देने योग्य बात है कि पास्चुराइज्ड दूध उबाला हुआ नहीं होता है, और पीने के पूर्व उसे उबालने की जरूरत होती है।

कच्चा दूध : ऐसी धारणा उचित नहीं है कि कच्चा दूध ज्यादा स्वास्थ्यवर्द्धक होता है। उबाले हुए दूध को पचाने में आसानी होती है और उसके कीटाणु भी नष्ट हो जाते हैं। अगर गाय-भैंस को बीमारी होगी तो उसके कच्चे दूध के सेवन से, पीनेवाले को भी बीमारी होने का खतरा बना रहेगा।

पास्चुराइज्ड दूध में फैट और ठोस पदार्थों की उचित मात्रा मिला कर उसकी गुणवत्ता बनाई रखी जाती है।

डेयरी प्रोजेक्ट के द्वारा दूध में फैट की मात्रा के आधार पर कई प्रकार के दूध की आपूर्ति की जाती है :

1. स्टैंडर्ड दूध (Standard Milk) (मिल्क फैट 4.5%, मिल्क सॉलिड 8.5%) घर में सामान्य प्रयोग तथा बच्चों को देने लायक।
2. हाफ टोन्ड (Half Toned Milk) (मिल्क फैट 3%, मिल्क सौलिड

8.5%) ज्यादा वजनवाले मोटे व्यक्तियों एवं बच्चों के लिए।

3. फुल टोन्ड मिल्क (Full Toned Milk), (मिल्क फैट 1.5%, मिल्क सौलिड 8.5%) फैट रहित, चाय बनाने के लिये।

लैक्टोज इन्टोलरेन्स (Lactose Intolerance)

चूँकि दूध हमारे लिए प्रोटीन एवं कैल्शियम का म: त्त्वपूर्ण स्रोत है, अतः हर व्यक्ति, वयस्क, बुजुर्ग या बालक को प्रतिदिन आधा लीटर दूध मूल रूप या दूध की बनी चीजें जैसे छेना, खोवा, खीर, सिवई इत्यादि के रूप में देनी चाहिए।

दूध के सेवन के बाद कुछ लोग गैस, पेट फूलने और डायरिया से पीड़ित होने लगते हैं। ये तकलीफें दूध में विद्यमान 'लैक्टोज' नामक पदार्थ के कारण होती हैं एवं इस व्याधि को 'लैक्टोज-इन्टोलोरेन्स' कहते हैं, जिसका अर्थ है–लैक्टोज के प्रति असहनशीलता। इस व्याधि से मुक्ति के लिए निम्न उपाय किए जा सकते हैं :

(क) एक बार में दूध की थोड़ी मात्रा–जैसे एक कप चाय। धीरे-धीरे दूध की मात्रा बढ़ाई जाए।

(ख) दूध की बनी चीजें–खीर, सिवई, कस्टर्ड, मट्ठा, छेना, रसगुल्ले का सेवन करें।

(ग) दूध को महीन सौंफ के साथ उबालने के बाद छान कर पीने से गैस कम बन सकती है।

(घ) दूध में हार्लिक्स, बूस्ट या अन्य खाद्य पदार्थ डालकर पिएँ।

(ङ) दही प्रयोग करें। दही में विद्यमान बैक्टिरिया, लैक्टोबैसिलस, एक इन्जाइम (लैक्टेज) बनाता है जो लैक्टोज के पाचन को बढ़ाता है। यह बैक्टीरिया आँत के विषैले जीवाणुओं को हटाकर, आँत रोगों से बचाता है। दही के प्रतिदिन प्रयोग से, व्यक्ति की पाचन क्षमता एवं आंत्र-रोगों से लड़ने की क्षमता में वृद्धि होती है।

एक ध्यान देने योग्य बात है कि दही के स्वास्थ्यकारी बैक्टीरिया, लैक्टोबैसिलस, पुनर्पास्चुरीकृत दही, जो डेयरी के द्वारा वितरित की जाती है, में खत्म हो जाती है। अतः लैक्टोज-इन्टोलरेन्स के पीड़ितों के लिए घर में जमाई गई दही ज्यादा लाभप्रद है।

दही में नमक या चीनी डालकर खाई जा सकती है। दही के अनेक व्यंजन बना कर स्वाद में विविधता लाई जा सकती है। अगर खट्टी दही खाने से एसीडिटी होती हो तो बिल्कुल ताजी बनी दही खाएँ।

अजीर्ण (अग्निमांद्य, डिसपेप्सिया)

हिंदी फिल्म के एक मशहूर गीत की पंक्तियाँ है :

सीने में जलन आँखों में तूफां सा क्यूँ है?
इस शहर में हर शख्स परेशान सा क्यूँ है?

यद्यपि गीतकार एक मानसिक कष्ट की ओर इशारा कर रहा है पर इस में बयाँ किया गया शारीरिक कष्ट, एक आम बात है। गैस, खट्टी डकारें, पेट-फूलना, अपच आदि तकलीफें आम हैं। आमाशय में भोजन के पाचन के लिए गैस्ट्रिक जूस बनता है जो अम्लीय होता है। यह द्रव्य खाने को पचाते हुए आगे पक्वाशय (ड्यूडेनम) एवं छोटी आँत की दिशा में बढ़ता है। अति भोजन एवं अम्ल की अधिकता की स्थिति में कभी-कभी यह द्रव्य पीछे भोजन-नली (इसोफेगस) में लौट आता है तथा जलन एवं दर्द की असह्य अनुभूति कराता है। कुछ व्यक्तियों में भोजन-नली (इसोफेगस) एवं आमाशय के बीच के कपाट (वॉल्व) के शिथिल पड़ जाने पर भी अम्ल मुँह की तरफ चला जाता है तब गले में जलन, खाँसी, हाँफ हो सकती है। इसे गैस्ट्रो-इसोफेजियल रिफ्लक्स डिजीज (GERD) कहते हैं। दमा के मरीजों की हाँफ इस रिफ्लक्स के कारण बढ़ सकती है। आइसक्रीम, ठंडे जल, साफ्ट एयरेटेड ड्रिंक, मदिरा एवं फास्ट फूड के सेवन से भी अम्ल की अधिकता और अजीर्ण (डिस्पेप्सिया) हो सकता है।

पेप्टिक अल्सर : एसिडिटी से आमाशय की झिल्ली में घाव भी हो सकता है जिसे पेप्टिक अल्सर कहते हैं। आधुनिक शोधों से पता चला है कि पेप्टिक अल्सर का मूल कारण 'हेलिकोबैक्टर' नामक बैक्टीरिया है जो आमाशय की झिल्ली को नुकसान पहुँचाकर घाव करती है। गैस्ट्रोस्कोपी के द्वारा आमाशय की झिल्ली के स्राव की जाँच करके उक्त बैक्टीरिया की उपस्थिति पता लगाई जा सकती है तथा उचित एंटीबायोटिक से इलाज किया जा सकता है।

गैस एवं अजीर्ण के लक्षणों में चिकित्सक को पता लगाना होता है कि व्यक्ति विशेष में रिफ्लक्स ज्यादा हो रहा है या अम्ल ज्यादा बन रहा है। रिफ्लक्स घटाने के लिए आमाशय-आँत को गतिशील करनेवाली 'प्रोकाइनेटिक' दवाएँ, जब कि एसिड घटाने के लिए 'एन्टासिड' और अन्य दवाएँ दी जाती हैं।

खाने में मिर्च-मसाले एवं तली-भुनी वस्तुओं का कम प्रयोग, सिगरेट एवं शराब से परहेज तथा दवाओं के प्रयोग से इन तकलीफों से निजात पाया

जा सकता है। कॉफी, चॉकलेट, एयरेटेड ड्रिंक, फास्टफूड के सेवन में भी कमी की जानी चाहिए। दर्दनाशक दवाएँ—एस्पिरिन, आइबुप्रोफेन, डाइक्लोफेनाक आदि के प्रयोग से बचना चाहिए।

पेट फूलना और ऐरोफेजी (Aerophagy)

पेट का फूलना एवं गैस कई बार ज्यादा हवा निगलने के कारण होता है। सुनने में अजीब लगता है परन्तु जब भी हम कुछ खाते या पीते हैं, अथवा थूक निगलते हैं, तब हवा की एक मात्रा पेट में चली जाती है, जिसे अंग्रेजी में ऐरोफेजी कहते हैं, जिसका शाब्दिक अर्थ होता है 'हवा खाना'।

इसके अलावा बड़ी आँत में अवशिष्ट भोजन के किण्वीकरण (फर्मेन्टेशन) से भी गैस बनती है। हवा का कुछ अंश (आक्सीजन आदि) शरीर सोख लेता है, पर बड़ा हिस्सा (Nitrogen) डकार या अपाद वायु के रूप में शरीर से बाहर आ जाता है।

गैस (Gas)

भर पेट खाना खा लेने पर आमाशय के ऊपरी भाग (Fundus) में भरा गैस डकार के द्वारा बाहर आ जाता है। खाने के बाद तीन-चार बार डकार से एवं दिन भर में 10-15 बार अपाद वायु का निकलना सामान्य बात है। अधिकतर व्यक्तियों में 'गैस' एक बीमारी नहीं होती है, पर 'सामाजिक अशिष्टता' बनकर उलझन कराती है। कोई भी व्यक्ति अपने भोजन का विश्लेषण करके जिस खाद्य पदार्थ से गैस ज्यादा बनती है उसे कम कर सकता है।

कुछ लोग पेट में जमा गैस को आवाज के साथ बाहर निकालते हैं, जो इसी 'एरोफेजी' का परिणाम होता है। सामान्यतया यह मानसिक तनाव का लक्षण होता है तथा प्रभावित व्यक्ति या प्रायः स्त्रियाँ ध्यान खींचने हेतु या सहानुभूति पाने हेतु ऐसा करती हैं। ऐरोफेजी में आवाज के साथ ली गई डकार शरीर की एक स्फूर्त प्रक्रिया होती है, और ऐसा जान-बूझ कर सप्रयास नहीं किया जाता है।

मनोवैज्ञानिक विश्लेषण एवं तनाव दूर करने की दवाएँ 'ऐरोफेजी' में लाभप्रद हो सकती है।

गैस, खट्टी डकार, पेट में जलन आदि लक्षणों के साथ यदि व्यक्ति को बुखार आ रहा हो, वजन गिर रहा हो, उल्टी हो रही हो, या मल काला हो रहा हो तो अविलम्ब चिकित्सक की सहायता लेनी चाहिए। ये लक्षण गम्भीर बीमारी की ओर इशारा करते हैं।

खट्टी डकार/सीने में जलन–सावधानियाँ

1. एक बार में अधिक भोजन न करें। तीन की बजाय पाँच बार थोड़ा-थोड़ा खाएँ।
2. वजन यदि ज्यादा हो तो कम करने की चेष्टा करें।
3. रात का खाना हल्का खाएँ। खासकर ज्यादा घी-तेल, या मसालावाला खाना रात में न खाएँ।
4. रात में सोने से लगभग दो घंटे पहले खाना खा लें। खाने के तुरंत बाद लेटने या व्यायाम करने से तकलीफ बढ़ सकती है।
5. सोते समय सिरहाने को ऊँचा रखें। इसके लिए सिरहाने के तरफ खाट के नीचे एक ईंट (लगभग 6 इंच) लगा दें।
6. पेट को बेल्ट से ज्यादा न कसें। खाना खाने के बाद झुककर काम न करें। जरूरत हो तो बैठकर काम करें।
7. नारंगी, नींबू, टमाटर, अचार, कॉफी, तम्बाकू, शराब, चॉकलेट, सिगरेट या ज्यादा डकार देनेवाले द्रव्य (Aerated Liquids) का प्रयोग नहीं करें।
8. बिना डॉक्टरी सलाह के कोई भी दवा नहीं खाएँ, खासकर दर्द की गोली।
9. आपके द्वारा सेवन की जानेवाली सभी दवाओं की जानकारी अपने डॉक्टर को अवश्य दें।

फैटी लिवर (Fatty Liver)

मोटे लोगों के लिवर में वसा (Fat) की मात्रा ज्यादा होने के कारण प्रायः लिवर की साइज बढ़ जाती है। जिस तरह चर्बी का जमाव त्वचा के नीचे, तथा पेट के अन्दरूनी अंगों के बीच की सतह पर होता है उसी प्रकार वसा लिवर की कोशिकाओं के अंदर भी बढ़ जाती है जिसे 'फैटी लिवर' कहते हैं।

मोटापा के साथ शरीर की कुछ बीमारियों का विशेष सम्बन्ध पाया गया है। मोटे लोगों में उच्च रक्तचाप (Hypertension), मधुमेह (Diabetes) एवं लिपिड (Lipid) की गड़बड़ी ज्यादा होती है। इस रोगों के समूह को मेटाबोलिक सिन्ड्रोम (Metabolic Syndrome) कहते हैं। फैटी लिवर भी

इसी रोग समूह का हिस्सा है। अल्ट्रासाउंड जाँच की मशीनों की गुणवत्ता तथा विशेषज्ञों के अनुभव बढ़ने के साथ फैटी-लिवर का पता लगाना आसान हुआ है एवं इसकी जानकारी-जागरूकता बढ़ी है।

पाश्चात्य देशों में जहाँ मोटापा महामारी का रूप धारण कर चुका है, फैटी लिवर के रोगियों की संख्या बहुत ज्यादा है। ऐसे रोगी लिवर में सूजन, पीलिया तथा कभी-कभी लिवर सिरोसिस (Liver Cirrhosis) के भी शिकार हो जाते हैं। समृद्धि बढ़ने के कारण भारतीयों में भी ऐसी बीमारियाँ बढ़ रही हैं। मोटापा के अलावा कभी-कभी कुपोषण के शिकार बच्चों तथा बहुत ज्यादा फलों का रस पीने से (फ्रूक्टोज के कारण) भी लिवर फैटी हो सकता है।

पिछले कुछ वर्षों में ऐसी दवाएँ आई हैं जो फैटी लिवर को सुधार सकती हैं।

फैटी लिवर से बचने के लिए हमें वजन पर नियंत्रण रखना चाहिए। भोजन में हरी-सब्जी, फल-सलाद का प्रयोग, तथा व्यायाम, कसरत, योग आदि शारीरिक श्रम के उपाय करके, हम फैटी-लिवर से बच सकते हैं।

बुखार (Fever)

बुखार अपने आप में एक बीमारी न हो कर, कई बीमारियों का एक लक्षण है। एक वयस्क के शरीर का तापमान सामान्यतः 96-98.6 डिग्री फैरनहीट रहता है। जब यह 99 डिग्री से 100 डिग्री फैरेनहीट के बीच रहता है तो बुखार के बारे में सोचा जाता है। 100 डिग्री फैरेनहीट से तापमान ऊपर जाने पर बुखार माना जाता है।

अत्यधिक गर्मी के दिनों में, जब बाहरी तापमान 45 डिग्री से. (110 डिग्री फैरेनहीट) से अधिक हो जाता है या ज्यादा शारीरिक श्रम/कसरत कर लेने के बाद शरीर का तापमान बिना किसी बीमारी के ही 100 डिग्री फैरेनहीट से ऊपर जा सकता है। चिकित्सक को बुखार की शिकायत बताने के पहले संभव हो तो थर्मामीटर से मुँह का तापमान चार-चार घंटे के अन्तराल पर नाप कर चार्ट बना लेना चाहिए।

पेट की कई बीमारियों, जैसे बैक्टीरिया एवं वायरस जनित आंत्रशोथ, पेट की टी. बी., हेपेटाइटिस आदि में रोगी को बुखार आ सकता है। बुखार का आना इंगित करता है कि शरीर आक्रामक कीटाणुओं से लड़ रहा है। रक्त की सफेद कोशिकाएँ (डब्ल्यू. बी.सी.) जब कीटाणुओं को नष्ट करती हैं तब 'पाइरोजेन' (Pyrogen) केमिकल निकलते हैं और बुखार कराते हैं।

बुखार होने पर प्राथमिक चिकित्सा के रूप में शरीर को भीगे तौलिए से बार-बार पोछना चाहिए (Cold Sponging)। मरीज को हल्के ढीले-ढाले वस्त्र पहन कर हल्के पंखे के नीचे रहना चाहिए जिससे जल के वाष्पन के साथ उसका तापमान गिरे।

बुखार होने पर निम्नलिखित स्थितियों में बिना देर किए चिकित्सक के सम्पर्क में आना चाहिए।

(क) छः माह से छोटे शिशु को बुखार

(ख) साठ साल से बड़े बुजुर्ग व्यक्ति को बुखार

(ग) तापमान 105 डिग्री फैरेनहीट से ऊपर जा रहा हो।

(घ) बुखार के साथ गर्दन अकड़ी हो

(ङ) बुखार तीन दिनों से ज्यादा से रह रहा हो

बुखार में प्रायः व्यक्ति की भूख एवं मुँह का स्वाद भी खत्म हो जाता है। दूसरी तरफ बुखार के कारण शरीर से प्रोटीन की क्षति होने लगती है। इसलिए कुछ अरसे तक बुखार रहने पर व्यक्ति दुर्बल हो जाता है।

बुखार के दौरान खाने-पीने का विशेष ख्याल रखना चाहिए एवं रोगी को जबरन भूखा नहीं रखना चाहिए। ठोस भोजन के बजाए तरल (लिक्विड) एवं सेमी-सोलिड आहार (दूध, दलिया, सूप, खिचड़ी, हार्लिक्स, खीर आदि) दिया जा सकता है।

कई बार घरवाले बुखार से पीड़ित रोगी को रोटी-दाल-सब्जी देना बंद करके अंगूर, अनार (बेदाना) और मौसमी-संतरा का रस देने लगते हैं जिनमें उर्जा (Calorie) नगण्य होती है। प्रायः रोगी ऐसे जूस पीने के अभ्यस्त भी नहीं होते हैं और भूख में कमी के कारण पर्याप्त खा भी नहीं पाते हैं। हमें बुखार के रोगी के पोषण एवं कैलोरी आपूर्ति का ख्याल रखते हुए, जहाँ तक हो सके सामान्य सुपाच्य भोज्य पदार्थ (रोटी, दाल, आलू, रसगुल्ला) ही देने चाहिए।

मुँह एवं गले के रोग (Diseases of Mouth and Food-Pipe)

मुँह पाचन तंत्र का प्रथम अंग है। मुँह एक द्वार के समान है जिससे भोजन पेट में पहुँचता है। मुँह में स्थित दाँत भोजन को काटने, तोड़ने और चबाने के काम आते हैं। जीभ से हमें भोजन का स्वाद मिलता है और चबाने की प्रक्रिया में यह भोजन को दाँतों के बीच पहुँचाता है। तालु और गले की मांसपेशियों की मदद से हम खाना निगलते हैं, जो ग्रास-नली (इसोफेगस) से बढ़ता हुआ भोजन की थैली आमाशय में पहुँचता है।

मुँह के अगल-बगल लार ग्रंथियाँ (सैलाइवरी ग्लैंड) होती हैं, जो रासायनिक क्रिया से भोजन के स्टार्च अंश को पचाने में मदद करती है। लार भोजन को गीला करने एवं मुँह को साफ रखने में मदद करता है।

मुँह की तकलीफों में मुँह से दुर्गंध आना, मुँह में छाला पड़ना और स्वादहीनता प्रमुख है। ग्रास-नली में गड़बड़ी होने पर खाना इसमें रुक सकता है (डिसफेजिया), और हिचकी आ सकती है।

मुँह से दुर्गंध आना (Halitosis)

मुँह से दुर्गंध दाँतों, मसूड़ों और जीभ के नीचे कीटाणुओं के बढ़ने से आता है। मुँह में पड़े भोजन के कण इन कीटाणुओं के बढ़ने में मदद करते हैं। दूध, चाय या जूस पीने के बाद इन पदार्थों की एक पतली-सी परत मुँह में छूट जाती है, जिस पर बैक्टीरिया पनपते हैं।

दाँतों में सड़न (Caries) एवं मसूड़ों में सूजन (Gingivitis) होने पर भी मुँह से दुर्गंध आती है।

धूम्रपान करनेवालों के मुँह में लार का स्राव घट जाता है, तथा जीभ के रेशे मोटे हो जाते हैं, जो बैक्टीरिया के पनपने में मददगार होते हैं।

मुँह को साफ रखने के लिए लार का स्राव पर्याप्त होना चाहिए। रात के समय नींद में लार का स्राव घट जाता है, जिस कारण प्रातःकाल मुँह से दुर्गंध आने लगती है।

भोजन की कुछ वस्तुएँ, जैसे प्याज एवं लहसुन के पाचन से सल्फर-युक्त गैस बनती है, जो डकार या साँस के माध्यम से बाहर आकर दुर्गंध देती है।

मुँह से दुर्गंध में कमी लाने के लिए प्रतिदिन कम से कम दो बार दाँतों को टूथपेस्ट एवं ब्रश से सफाई करनी चाहिए तथा उस समय अँगुली से मसूढ़ों की मालिश भी करनी चाहिए। दो दाँतों के बीच की गन्दगी 'फ्लौस' से तथा जीभ की गन्दगी 'जिम्भी' से हटानी चाहिए। सम्भव हो तो घर में हर भोजन के बाद दाँतों को सादे ब्रश से, (बिना टूथपेस्ट के) साफ करना चाहिए।

ब्रश करते समय नकली दाँत, अगर फिक्स नहीं हैं तो उन्हें बाहर निकालकर ब्रश से अच्छी तरह साफ करना चाहिए। कई बार नकली दाँत एवं मसूड़ों के बीच भोजन के कण फँसकर सड़ते हैं, और दुर्गंध कराते हैं, अतः जहाँ तक सम्भव हो हर भोजन के बाद नकली दाँतों को निकालकर सफाई कर लेनी चाहिए।

दाँतों पर जमे पीले पदार्थ 'टारटार' की समय-समय पर दंत चिकित्सक के द्वारा सफाई करा लेनी चाहिए। इससे दाँतों पर मसूड़ों की पकड़ बेहतर बनती है और दाँतों की उम्र बढ़ती है। मसूड़ों के स्वास्थ्य के लिए विटामिन 'सी' युक्त

पदार्थों, जैसे नींबू, आँवला, संतरा, मौसमी आदि फल एवं टमाटर, हरी पत्तोंवाली सब्जियों का सेवन प्रचुर मात्रा में करना चाहिए।

स्वादहीनता : भोजन के स्वाद का लुप्त होना

हमारे जीभ के सतह पर स्वाद तंतु (Taste-buds) होते हैं, जो भोजन के स्वाद को परखकर मस्तिष्क को उसका आभास देते हैं। अलग-अलग स्वाद के लिए यथा मीठा, नमकीन, खट्टा, तीता स्वादों के लिए स्वाद-तंतु जीभ के अलग-अलग हिस्सों पर अवस्थित होते हैं। (चित्र सं. 20)

स्वाद की परख के लिए मुँह में लार की मात्रा का पर्याप्त होना भी जरूरी है। स्वाद तंतु उन्हीं भोज्य पदार्थों का स्वाद पता लगा पाते हैं जो द्रव्य रूप में हो। बिल्कुल ठोस एवं शुष्क पदार्थों का स्वाद पाना सम्भव नहीं है। जब लार, पानी या अन्य द्रव्य भोजन के घुलनशील अवयवों को तरल बना देते हैं तब ही उनका स्वाद लेना सम्भव होता है।

उम्र बढ़ने के साथ-साथ स्वाद तंतुओं की संख्या तथा संवेदनशीलता घटती है तथा अनेक बुजुर्गों को भोजन स्वादहीन लगने लगता है, जिस कारण उनके भोजन की मात्रा घट जाती है एवं परिणामस्वरूप ऊर्जा तथा वजन में गिरावट होने लगती है।

मस्तिष्क में चोट लगने, लकवा मारने, तथा चेहरे की नसों (Nerves) की बीमारियों के असर से भी स्वादहीनता की स्थिति आ सकती है।

खाने का स्वाद पता नहीं लगने पर व्यक्ति को भोजन से अरुचि हो सकती है तथा शनैः शनैः वजन में गिरावट भी हो सकती है।

उम्र एवं बीमारी के असर से होनेवाली स्वादहीनता का पूरा इलाज तो सम्भव नहीं है, पर भोजन की मात्रा बढ़ाने के कुछ उपाय किए जा सकते हैं—(1) भूख हो या न हो, समय से नाश्ता एवं भोजन लेना, (2) परिवार-मित्रजनों के साथ समूह में भोजन करना, (3) रंगीन भोज्य पदार्थ—फल, मिठाई आदि का सेवन, (4) खुशनुमा माहौल में गप-शप करते धीरे-धीरे भोजन का आनन्द लेना।

हिचकी (Hiccup)

छाती और पेट को अलग करनेवाली मांसपेशियों की परत—डॉयफ्राम के स्वतः तेजी से बार-बार सिकुड़ने से हिचकी आती है। जब डॉयफ्राम सिकुड़ता है, तो साँस फेफड़ों में प्रवेश करती है और फेफड़ों के भरते ही आवाज के साथ हिचकी आ जाती है।

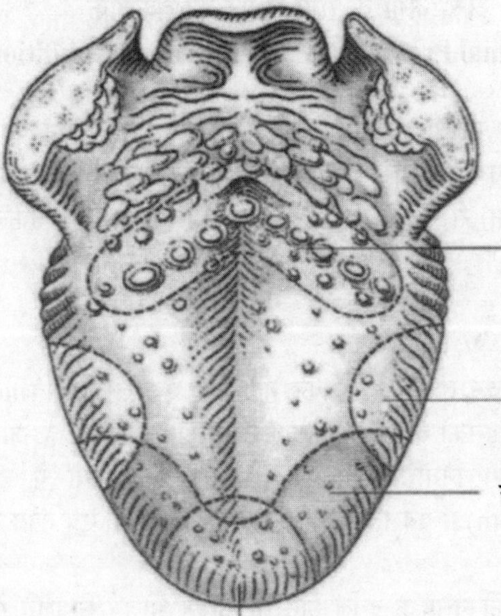

चित्र सं. 20 –जीभ पर विभिन्न स्वाद तंतुओं के स्थान

ग्रास-नली की सूजन, आमाशय एवं डॉयफ्राम की तकलीफों में हिचकी आती है। आमाशय में गैस के भरने पर यह डॉयफ्राम पर दबाव डालता है और हिचकी आती है। लीवर, गाल ब्लैडर, पैन्क्रियाज़ की बीमारियों, नस के रोगों एवं मनोवैज्ञानिक कारणों से भी हिचकी आ सकती है।

प्रायः हिचकी स्वतः ठीक हो जाती है। ठीक नहीं होने पर, डॉक्टरी सलाह लेना आवश्यक हो जाता है।

निगलने में कष्ट (Dysphagia)

गले एवं ग्रास नली की बीमारियों में भोजन निगलने में कष्ट हो सकता है।

गले में सूजन एवं टॉन्सिल ग्रंथ के बढ़ने में खाना निगलने में दर्द एवं तकलीफ हो सकती है। कभी-कभी मनोवैज्ञानिक कारण से भी निगला हुआ खाना गले में अटक जाता है। भोजन का ग्रास निकलने में कष्ट होने पर अतिशीघ्र विशेषज्ञ चिकित्सक की राय लेनी चाहिए।

अन्य अंगों के रोगों में पेट की तकलीफ
(Abdominal Problems in other Medical Conditions)

कुछ बीमारियाँ, जो मूलतः शरीर के अन्य अंगों का रोग हैं, पेट पर भी अपना प्रभाव डालती हैं एवं पेट रोग के लक्षण देती हैं। उदाहरणार्थ मधुमेह मूलतः अग्नाशय (पैंक्रियास) से संबंधित हैं, पर इसमें रोगी को पेट की तकलीफ भी हो सकती है।

मधुमेह (Diabetes)

हमारे शरीर का पाचन तंत्र मुँह से लेकर गुदा तक एक लम्बी गतिशील नली का परिवर्द्धित रूप है। इसकी दीवार की सतहों में मांसपेशियाँ होती हैं, जो सूक्ष्म नसों (Nerves) के द्वारा नियंत्रित होती हैं। मधुमेह में रोगियों में तंत्रिका तंत्र (Nervous System) में दुर्बलता होती है (Neuropathy) एवं आँत की नसें भी क्षीण हो जाती हैं।

भोजन नली की नसों के दुर्बल होने के कारण भोजन निगलने में कठिनाई, आमाशय पर असर होने से पेट फूलना एवं बड़ी आँत के प्रभावित होने से कब्जियत की शिकायत होती है।

मधुमेह के कुछ रोगियों में मलद्वार में गड़बड़ी हो जाती है, जिस कारण बार-बार दस्त एवं पतला दस्त होने लगता है और कभी-कभी स्वतः अनैच्छिक मल त्याग भी हो जाता है।

हर्पीज जोस्टर (Herpes Zoster)

यह एक प्रकार का वायरस संक्रमण है, जो त्वचा की नसों के द्वारा फैलकर महीन फुंसियाँ कराता है। उदर की त्वचा की नस के संक्रमण की स्थिति में रोगी को पेट दर्द हो सकता है। इस बीमारी में दर्द फुंसी के दिखने के पहले ही शुरू हो जाता है, जो तीव्र होता है एवं मिर्च की छिड़कन के समान जलन देता है।

हर्पीज के दानों के सूख जाने के उपरान्त भी प्रभावित क्षेत्र में महीनों दर्द हो सकता है (Post-Herpatic Neuralgia)।

थॉयरायड ग्रन्थि (Thyroid Gland)

गले के सामनेवाले कंठ के आगे स्थित अन्तःस्रावी ग्रन्थि, थॉयरायड से निकले हार्मोन का आँत की गतिशीलता पर पूरा असर पड़ता है। थॉयरायड हारमोन की

कमी से कब्जियत हो जाती है, जबकि इसके आधिक्य से रोगी को बार-बार दस्त होने लगता है। इस हार्मोन की कमी से प्रभावित रोगी प्रायः मोटा तथा अधिकता का रोगी दुबला होता है।

गुर्दा रोग (Renal Disease)

गुर्दा रोगों में, गुर्दा शरीर के व्यर्थ एवं हानिकारक रसायनों, यूरिया एवं क्रिएटिनीन को मूत्र से बाहर नहीं निकाल पाता है, जिससे रक्त में उनका स्तर बढ़ने लगता है। इन रसायनों के मस्तिष्क पर दुष्प्रभाव के कारण रोगी की भूख घट जाती है (Anorexia), उबकाई आती है (Nausea) और उल्टी भी हो सकती है (Vomiting)। उनके आमाशय की झिल्ली में सूजन (Gastritis) आ सकती है और रक्तस्राव भी हो सकता है।

उपरोक्त लक्षण रक्त में यूरिया के बढ़ने (यूरीमिया) के कारण है। रोगी का कमजोरी, थकान, आलस्य, बार-बार उबासी आना, जैसे लक्षणों के साथ यूरीमिया के बढ़ने पर बेहोशी भी हो सकती है।

उच्च रक्तचाप के अनेक रोगियों को हृदय आघात से बचाने के लिए एस्पीरिन की छोटी खुराक (Low Dose Aspirin) दी जाती है। जो रक्त में थक्का बनने से रोकती है। वैसे हृदय रोगियों को जिनमें साथ में गुर्दा प्रभावित होने के लक्षण हैं, एस्पीरिन देने से आमाशय से रक्तस्राव की सम्भावना बढ़ जाती है। गुर्दा रोगियों को एस्पीरिन और अन्य दर्दनाशक दवाओं से परेशानी हो सकती है। अतः चिकित्सक की राय से ही ऐसी दवाओं का प्रयोग करें।

तंत्रिका तंत्र (Nervous System)

आँत-अंतड़ियों, मूत्राशय आदि गतिविधि पर तंत्रिका तंत्र का प्रभाव होता है। इन पर नियत्रंण ऐच्छिक (Voluntary) होने के साथ-साथ अंशतः अनैच्छिक (Involuntary) होता है। मस्तिष्क की अनेक बीमारियाँ, पक्षाघात (Hemiplegia), कमर से नीचे लकवा (Paraplegia) आदि में कब्जियत, दस्त, स्वतः मल त्याग हो सकता है। मस्तिष्क के अन्दर दबाव (Intracranial Tension) बढ़ने पर तीव्र सिरदर्द के साथ उल्टी हो सकती है।

हर्निया (Hernia)

हमारे पेट के भीतर स्थित आँत का हिस्सा या लीवर, आमाशय जैसा अन्य कोई अंग, अपने स्थान से पेट के बाहर जैसे जाँघ, छाती या पेट की खाल में चला जाए,

तो उसे हर्निया कहते हैं। हर्निया के सबसे आम रूप इंग्युनल हर्निया (Inguinal Hernia) में आँत का अंश जाँघ से होते हुए अंडकोष में उतर जाता है।

हर्निया पेट पर एक गाँठ या गोले के रूप में दिखता है जो बैठने, खाँसने, छींकने और कूँथने से बढ़ जाता है तथा आराम से लेट जाने पर घट जाता है या खत्म हो जाता है। समय बीतने के साथ-साथ हर्निया का आकार (साइज) बढ़ता जाता है। हर्निया से प्रभावित व्यक्ति भय के कारण प्रायः सर्जरी से बचना चाहते हैं एवं दवाओं, बेल्ट आदि से हर्निया को सुलझाने का प्रयास करते हैं। वे आधुनिक चिकित्सा पद्धति के अलावा अन्य पद्धतियों का सहारा लेते हैं, जिससे हर्निया में कोई कमी नहीं आती है।

हम अपने पेट की तुलना एक थैले से कर सकते हैं। थैले के किसी भाग की सिलाई टूट गई हो, तो उस थैले में रखा सामान बाहर गिर जाएगा। उसी प्रकार पेट की खाल के किसी भाग में कमजोरी आ जाए तो जाहिर है, पेट के अन्दरूनी अंग उससे बाहर निकलेंगे। अगर सही समय पर इस कमजोरी को ठीक नहीं किया गया तो पेट के दबाव के कारण, वह फैलाव और हर्निया धीरे-धीरे बढ़ेगा ही।

प्रायः हर्निया के कमजोर भाग या छिद्र से पेट से आँत ही बाहर निकलता है परन्तु कभी-कभी, आमाशय, लिवर, ओमेन्टम, मूत्राशय, स्त्रियों में अंडविंब (ओवरी) भी हर्निया में जा सकते हैं।

पेट के विभिन्न भागों में हुए हर्निया का नामकरण उनके होने के स्थान, कारण आदि तथ्यों के आधार पर किए जाते हैं, जैसे : जन्मजात हर्निया (Congenital Hernia), एक्वायर्ड हर्निया (Acquired Hernia), इंग्युनल हर्निया (Inguinal Hernia) और नाभि का हर्निया (Umbilical Hernia) आदि।

हर्निया होने का कारण

हर्निया होने का कारण पेट की मांसपेशियों में कमजोरी तथा प्राकृतिक छिद्रों का किसी कारणवश बड़ा हो जाना होता है।

शरीर की कुछ तकलीफें, जो पेट के अन्दर का दबाव रह-रह कर या लगातार बढ़ाए रखती है, हर्निया को बढ़ावा देती है, जैसे :

1. कबिज्यत - रोगी को शौच करते समय कूंथना पड़े।
2. प्रोस्टेट की वृद्धि - जब पेशाब करते समय जोर लगाना पड़े।
3. लम्बे अरसे से साँस फूलने एवं खाँसी की बीमारी।

   इनके अलावा मोटे लोगों में हर्निया की सम्भावना ज्यादा रहती है क्योंकि उनका शरीर चर्बीदार तो होता है पर मांसपेशियाँ ढीली होती हैं।

स्वस्थ, हृष्ट-पुष्ट व्यक्ति अगर 'वेट लिफ्टिंग' करते हैं, तो झटके से वजन उठाने या रखने के दौरान 'इंग्युनल' हर्निया हो सकता है।

जिन स्त्रियों का बच्चा ऑपरेशन (सीजेरियन) के द्वारा पैदा किया गया हो, या जिनके पेट पर चीरा लगा कर बच्चेदानी हटाई गई हो, उनके आपरेशन के निशान में हर्निया होने की बहुत ज्यादा सम्भावना रहती है। पेट पर नाभि के नीचे लम्बा चीरा का निशान सूखने के बाद प्रायः कमजोर हो जाता है, उससे आँत-अंतड़ियाँ पेट की सामने की खाल में घुस जाती हैं, जिसे 'इन्सीजनल या वेन्ट्रल' हर्निया कहते हैं।

हर्निया के दुष्प्रभाव

हर्निया द्वारा बाहर निकले अंग प्रारम्भ में पेट का दबाव घटने पर लौट आते हैं (रिड्यूसिबल) परन्तु धीरे-धीरे ये अंग हर्निया की थैली में फँस कर जम जाते हैं।

जब हर्निया फँस जाता है तो उसके अन्दर के अंगों का कार्य प्रभावित होता है तथा उन अंगों के रक्त संचार में बाधा पहुँचती है। रक्त संचार की गड़बड़ी के कारण, फँसे हुए (Strangulated) हर्निया में आँत सड़ सकता है और सड़न एवं संक्रमण का जहर पूरे शरीर में फैल सकता है। इस स्थिति में ऑपरेशन करना भी ज्यादा जोखिम भरा हो जाता है। अतः हर्निया का ऑपरेशन सही समय पर जब वह घट-बढ़ रहा हो (Reducible), करा लेना उचित होता है।

हर्निया का ऑपरेशन

हर्निया होने के स्थान, उसके आकार, गंभीरता तथा रोगी की उम्र, स्वास्थ्य की स्थिति आदि बातों को ध्यान में रखकर मूर्च्छा तथा शल्य चिकित्सा की विधि का चयन किया जाता है।

आधुनिक विज्ञान की देन-लेप्रोस्कोपिक सर्जरी हर्निया के रोगियों के लिए वरदान सिद्ध हो रही है। इसमें यंत्रों के सहारे, पेट पर कुछेक छिद्र बनाकर हर्निया की मरम्मत कर दी जाती है। इस दूरबीन विधि की सर्जरी में रोगी को दर्द एवं रक्त-स्राव कम होता है साथ ही चीरा का आकार छोटा होने से इन्फेक्सन की सम्भावना भी कम रहती है।

पेट की हर्निया के आपरेशन के बाद रोगी को दो-तीन माह तक कठिन शारीरिक श्रम और भारी वजन उठाने का काम नहीं करना चाहिए, जिससे मरम्मत किए गए हर्निया का घाव पूरी तरह सूख जाए। उन्हें खाना भी हल्का खाना चाहिए जिससे पेट के भीतर दबाव न बढ़े। इस अवधि में एवं हर्निया की शल्य-चिकित्सा

के साथ कब्जियत, खाँसी एवं मूत्र प्रवाह में रुकावट का मुकम्मल इलाज होना चाहिए।

हर्निया जाली (मेश) हर्निया के छिद्र को ढँकने के लिए एवं उस क्षेत्र को मजबूती प्रदान करने के लिए पेट की खाल में त्वचा के नीचे लगाई जाती है।

हर्निया की तकलीफ को हल्केपन से नहीं लेना चाहिए और सही समय पर इसका ऑपरेशन कराना चाहिए। ज्यादा बड़ा हो जाने पर, हर्निया का इलाज कठिन होने लगता है और आपरेशन एक प्रकार से सर्जन की शल्य-कौशल की परीक्षा होने लगती है, जिस स्थिति से बचना चाहिए।

मनःस्थिति एवं पेट रोग (Mind and Abdominal Problems)

मस्तिष्क हमारे शरीर की समस्त क्रियाओं को नियंत्रित करता है। हमारे मस्तिष्क में जो विचार, (सकारात्मक या नकारात्मक) एवं भावनाएँ (प्रेम, घृणा, ईर्ष्या, दुख, क्रोध) आती हैं उनका शरीर के विभिन्न अंगों पर एवं पेट पर भी प्रत्यक्ष या अप्रत्यक्ष रूप से प्रभाव पड़ता है।

ऐसा देखा गया है कि कुछ व्यक्ति कोई बुरी खबर मिलते ही शौचालय की तरफ भागते हैं। तनाव के कारण उनकी आँत-अंतड़ियाँ ज्यादा गतिशील हो जाती हैं। दूसरी तरफ दुख एवं अवसाद (डिप्रेशन) की स्थिति में मन उदास होने पर भूख खत्म हो जाती है, मानो आँतें भी उदास हों।

चिन्ता, गुस्सा, चिड़चिड़ाहट एवं झुँझलाहट से आमाशय में अम्ल की मात्रा बढ़ जाती है और इस अम्ल की अधिकता के कारण पेट में जलन एवं आमाशय में घाव हो सकता है। आधुनिक चिकित्सा शास्त्र के अनुसार, काम में जल्दबाजी, चिन्ता एवं भोजन में ज्यादा मसाले (Hurry, Worry and Curry), पेट में घाव (Peptic Ulcer) करा सकते हैं।

उपरोक्त तथ्यों के आलोक में कहा जा सकता है कि एक स्वस्थ-सकारात्मक–प्रसन्नचित मानसिकता के द्वारा पेट की तकलीफों से बचा जा सकता है। अपने जीवन के लक्ष्य में समाज के विकास एवं गरीबों की सेवा जोड़कर हम इसे ज्यादा उपयोगी बना सकते हैं। ईश्वर-अल्लाह में आस्था का भाव रखकर हम अपना कष्ट-दुख-तनाव घटा सकते हैं। अपनी जीवनशैली में प्रेम एवं सहयोग का भाव, भविष्य के प्रति आशावादी दृष्टिकोण एवं भूतकाल के कटु अनुभवों को भूलकर, हम न केवल पेट रोग वरन् शरीर के सभी अंगों की व्याधि से बच सकते हैं।

वजन-चार्ट
(Weight Chart)

कद के हिसाब से वयस्क (25 वर्ष से बड़े) पुरुष-स्त्री के आदर्श वजन की तालिका :

कद-सें.मी. में	कद फुट-इंच में	वजन-पुरुष कि.ग्रा.	वजन-स्त्री कि.ग्रा.
152	5’0”	52.8-56.4	50.8-54.4
155	5’1”	53.7-57.3	51.7-55.3
157	5’2”	56.3-60.3	53.1-56.7
160	5’3”	57.6-61.7	54.4-58.1
162	5’4”	58.9-63.5	56.3-59.9
165	5’5”	60.8-65.3	57.6-61.2
168	5’6”	62.2-66.7	58.9-63.5
170	5’7”	64.0-68.5	60.8-65.3
173	5’8”	65.8-70.8	62.2-66.7
175	5’9”	67.6-72.6	64.0-68.5
178	5’10”	69.4-74.4	65.8-70.3
180	5’11”	71.2-76.2	67.1-71.7
183	6’0”	73.0-78.5	68.5-73.9
185	6’1”	75.3-80.7	73.3-80.7
188	6’2”	77.6-83.5	77.6-83.5
190	6'3"	79.8-85.9	79.8-85.9

स्वस्थ-पेट स्वस्थ-शरीर स्वस्थ-मन

क्या खाएँ ?

फल, सब्जी, सलाद, साबुत अनाज (चूड़ा, मूढ़ी, चना, दलिया, मूंग)

क्या कम खाएँ ?

वसायुक्त भोजन (घी, मक्खन, मिठाई), मांसाहार

पूर्ण परहेज

पान, गुटका, तम्बाकू, बीड़ी-सिगरेट (धूम्रपान) एवं शराब

क्या करें ?

कसरत, योगाभ्यास, प्राणायाम

क्या न करें ?

तनाव, चिन्ता, क्रोध, लोभ, अहंकार

कैसे रहें ?

प्रसन्नचित्त, सदा मुस्कुराते, वर्तमान में जिएँ

संकेत-सूची
(Index)

●●●